新 戦略的な病院経営管理の基礎と実務

なぜ病院経営管理の再構築が必要なのか

執筆代表
鍵山堅一

プリメド社

改訂にあたって

　改訂の理由は経営環境のダイナミックな変化である。この経営環境変化を読み取り、環境適合しなければ、医療機関にとって未来はないと言っても過言ではない。このピンチをチャンスに変革できるのは病院の経営幹部であることは言うまでもない。先ず『保健医療 2035 提言書』（厚生労働省）より日本の保健医療の未来をご紹介し、あるべき経営管理を皆さまと共有しておきたい。

　「どのように環境が変化しても、保健医療が果たすべき役割、実現すべき価値を守らなければならない。それは『健康長寿の実現』であり、それを支えるシステムは『人々が世界最高水準の健康、医療を享受でき、安心、満足、納得を得ることができる持続可能なもの』であり、『我が国及び世界の繁栄に貢献するもの』でなくてはならない。これが保健医療の目標である。このような保健医療は、年齢、疾病や障害に関わらず、あらゆる人に、自らの能力を発揮できる持ち場をもたらし、お互いを尊重する社会の礎となる。特に地方での雇用を支え、経済活動の基盤としての存在感を高めていく」（『保健医療 2035 提言書』より）。

　上記あるべき姿を目指すうえでの最大の課題は人口減少であることは言うまでもない。2008 年をピークに人口が減少し、資本主義のメカニズム（作れば売れる）が崩れ出し、医療機関にも医療費抑制の波が大きく打ち寄せることになった。しかも、地域によって人口減少（高齢化と少子化）の差が大きいことも課題である。国はこれを受けて、全国同一システムから都道府県を軸に地域ごとの医療・介護提供体制を当事者達が考えなければならない地域包括ケアシステムに舵を切った。

　これは、限りある経営資源（ヒト、モノ、カネ、情報）の再配分をその地域で、その医療機関で考え直さなければならない時代に突入したことを意味する。持分なし医療法人化の促進、社会医療法人、地域医療連携推進法人の創設の背景には、地域ごとの医療供給の基盤（中核）としての機能提供の使命も持たせるということがあり、これらを中心に医療機関の整理・再編が進むものと思われる。しかも医療や介護の質を担保しつつ、エビデンスデータを基本にしながら医療費削減の効率化を推進しなければならない。まさに経営戦略と経営管理の再構築である。経営管理というと、管理ばかり強調されるが、病院の各部署が常に進化しながら連携する、しなやかな強い組織を作っていく経営管理こそが病院発展の源になる。

　本書は初版から 16 年間にわたって経営戦略と経営管理のコツを研究してきた。10 年後、20 年後、30 年後に向けて、変わりゆく人口構成・経済環境・医療制度・医療保険制度など外部経営環境変化要因と内部環境変化要因を見据えて大幅に改訂を行ったので、参考にしていただきたい。

2018 年 9 月 24 日

鍵山　堅一

初版のことば

　本書は病院の経営管理に特に焦点を当てて書いたものである。病院にとって戦略的な経営管理が重要である理由は以下の通りである。

　第1の理由：吃水線ぎりぎりの航海を続ける病院経営の収益改善には即効性のある経営管理が必要であること。

　第2の理由：医療・福祉改革の真っ只中、地域での競争力を持つ病院機能の構築、チームケア・チームキュアが制度的に求められている。そのことが診療報酬上評価されるようになるという中・長期的にも重要な環境変化が予想されるが、この環境変化に的確に適合させるためには戦略的な経営管理機能の再構築をするしかないこと。

　本書で徹頭徹尾貫いている考えとして、共にハーバード大学経営大学院教授のローレンス＆ローシュ（Lawrence PR and Lorsch JW）が説いた理論"ダイナミックな環境変化に有効に適応している組織は、組織内の機能をより分化させると同時に、より強力な統合機構を発達させている"がある。医科大学の総合診療科の創設にも見られるように一定以上の高度の専門化が行われると、必然的に病院診療機能と患者とのインターフェイスには優れた統合機構が必要となるのである。病院の経営管理も同様に、こういった背景を伴いながら、各部門の分化（進化）と同時に統合が求められることになる。

　しかも、戦略的な経営管理を病院に導入することによって、病院構成員の潜在能力の開発・発揮という貴重な副産物をもたらすことをわれわれは多くの経験から見出している。各部門の構成員の仕事への取り組み方が変わり、各経営管理活動を通じてコミュニケーション開発も促進され、統合の概念のもと構成員それぞれのベクトルが病院成長・発展のベクトルとして修正・統一され、結果として収益改善が現れるのである。

　本書はこの様な観点に立ち、これからの病院の戦略的な経営管理という側面にスポットを当てて、できるだけ実践的にその成果が享受できるように構成している。

　本書の完成に協力していただいた多くの方々に感謝の言葉を述べなくてはならない。すべての方々をここに挙げることはできないが、特に多数の文献提供をこころよく許諾くださった野中郁次郎氏と岸川善光氏のお二人には、この場を借りてお礼を申し上げたい。両氏の経営管理論から学ぶべき点は非常に多い。

　最後に、本書が院長・事務長ほか経営管理者にとって、今後の病院経営への一助となれば望外の幸せである。

2002 年 1 月

鍵山　堅一

目次

改訂にあたって

初版のことば

序　変革をせまられる病院経営環境……………………………………………………… 10

I.　従来型保険医療システムの限界

1. 人口増を前提とした集権型保険医療システムの限界………………………… 16
2. 少子高齢化がもたらす医療経済への影響………………………………………… 20
3. 病床機能の明確化と連携医療の推進……………………………………………… 21
　　参考［1］医療法及び医師法の一部を改正する法律案の概要…………………… 23
4. 社会全体にみる経営環境の変化…………………………………………………… 24
5. 医療産業に押し寄せる八つの改革とその意味………………………………… 25

II.　病院経営環境を変化させる要因

6. 病院経営環境に影響をもたらす社会的要因…………………………………… 28
7. 病院経営環境に影響をもたらす政策的要因…………………………………… 31
8. 病院経営環境に影響をもたらす経済的要因…………………………………… 35
9. 病院経営環境に影響をもたらす技術的要因…………………………………… 38

III.　これから重視すべき経営戦略

10. 診療の質を高い水準で確保する：質の均一化と適正評価………………… 42
11. 経営データ重視のマネジメントにシフトする：時代に合わせた姿の追求…………… 45
12. 労働生産性向上を意識する：戦略的経営管理の導入……………………… 46
13. 地域から支えられる医療機関となる：職員の潜在能力の源泉となるもの…………… 47

IV.　これからの病院経営を成功に導くカギ

14. 理事長/院長と経営幹部に必要な意識改革…………………………………… 50
　　参考［2］知っておきたい経営管理の理論　病院に導入するために……………… 53
15. 部門間の連携と統合………………………………………………………………… 57
16. 職員の潜在能力の発揮……………………………………………………………… 59
　　参考［3］病院における人事制度の設計について……………………………… 63
　　参考［4］ヒューマンマネジメントについて…………………………………… 65
17. 医療提供サービスの改革………………………………………………………… 67
18. 理念を中心とした経営体系と職員への浸透………………………………… 72

V. 病院経営管理の再構築のために

19. 経営ビジョンを達成させるための経営の柱	78
参考 [5] 地域医療連携推進法人について	82
20. 財務体質の改善のための長期プラン	84
参考 [6] 認定医療法人について	89
21. 病院経営管理の再構築ステップ	94

VI. 成果が上がる経営会議の進め方

| 22. 経営会議はなぜ必要なのか | 98 |
| 23. 成果が上がる経営会議の条件 | 99 |

VII. 成果が上がる部門別改善活動の進め方

| 24. 部門別改善活動がもたらす成果 | 126 |
| 25. 成果が上がる部門別改善活動の条件 | 127 |

VIII. 成果が上がる部門連携改善活動の進め方

| 26. 部門連携改善活動がもたらす成果 | 136 |
| 27. 成果が上がる部門連携改善活動の条件 | 137 |

資料

資料1 院内規程のサンプル集	144
資料2 第7次医療法改正における医療法人の機関等に関する主な改正点	156
資料3 外部監査が義務づけられる医療法人の基準、医療法人が都道府県知事に届出を行うことを要する関係事業者との取引	158
資料4 経営管理フォーマット	159
資料5 部門ごとの機能・役割	162

コラム

| 震災時の医療機関 BCP | 34、52、58、76、93、96、123 |

序

変革をせまられる
病院経営環境

経営幹部による戦略の重要性と管理のコツ

　本書は初版から16年間にわたって経営戦略と経営管理のコツを研究してきた。10年先、20年先、30年先に向けて、変わりゆく人口構成・経済環境・医療制度・医療保険制度など外部環境要因と内部環境要因の変化を見据えて全面的な見直しを行った。

　成果を得る経営が継続できなければ存続できない。場当たり的な対応ではなく、地域の将来と自院の役回りから的確な理念と運営（経営）方針を定め立案した経営戦略のもとに行う経営管理が不可欠である。公定価格で単価が定められている保険診療下では、投入可能な人的・物的資源と時間には限りがある。そのためには経営幹部が経営の"コツ"を知るのが早道になる。

成功の"コツ"を知る重要性

　何事にもコツがある。例えば、ゴルフ、野球、テニス、スキー、サッカーなどのスポーツの世界で成功しているトップアスリートは例外なくトレーニングを積み重ねて、そのコツをマスターする。さらに極みに近づこうと日々の練習においても創意・工夫を怠らない。シーズンオフには、データ解析などを通じて科学的に基礎体力を整え、弱点対策に余念がない。昨今ではメンタル面も鍛錬するスポーツ選手も多く、次シーズンに向けて万全の体制を備えている。

　しかし、病院経営にはシーズンオフもトレーニング期間も存在しない。いったん開業すると、その後に準備期間は存在しない。365日24時間ずっと命を預けてくださる患者さんとの本番の連続である。医師をはじめとする病院職員がこの365日24時間休みなく行う診療行為を報酬という形で成果に結びつけ、さらに軌道に乗せ続けなければならない。

　病院の経営環境は厳しさを増すばかりである。地域ごとに少子高齢と人口減少のスピードが異なることを受けて、国は全国同一システムから地域ごとの医療・介護提供体制を当事者達が考えなければならない地域包括ケアシステムに舵を切った。十分な保険財源と医療・介護の従事者数が得られない中での推進である。地域包括ケアシステムは日常生活を主体として、その生活に戻し、そして支えることを第一とする「生活を分断しない入院」という考え方を病院に求めることを意味している。

　地域ごとに独自のご当地医療介護システムが求められるため、地域における自院の立ち位置（役割り）を一層明確にする必要がある。何から何まで他医療機関を真似れば経営できた追随型経営は終焉を迎えた。

　地域の状況を把握できず、流れを読み間違えれば経営は一転する。経営資源（ヒト、モノ、カネ、教育、情報、時間）を有効活用して治療の質を高め、地域の医療や介護・福祉への貢献を行うこととともに、経営成果の最大化を図ることが理事長/院長・事務長など経営幹部の最大のミッションである。

　病院の経営が良くなるのは、自院の持つ機能にマッチした患者さんに多数来院していただけるからである。当然、医師や看護師などのスタッフの長けた能力があってこその来院のはずだ。来院には他の医療機関からの紹介や、救急搬送という数ある医療機関から"選択された"ものも含まれる。

　地域の中に生かされているという立場を認識せずに病院経営はできない。理念や運営方針、掛け声だけでは良くならないし、医師も看護師も一般職員もついて来ない。紹介や救急搬送は、選ばれているからこそ来ていただけるのである。そのためには優れた病院風土を醸成しなければならない。元気な病院は組織風土がとても良く、経営成果も出している。

社会保障を取り巻く環境変化と財源

　病院が置かれている経営環境は以前から厳しい厳しいと言われ続けてきたが、昨今の厳しさはまったく次元が異なる状況で構造改革が迫られている。

　その要因は付図1のとおり複雑に入り組んでおり、とても一言では言い表せない。

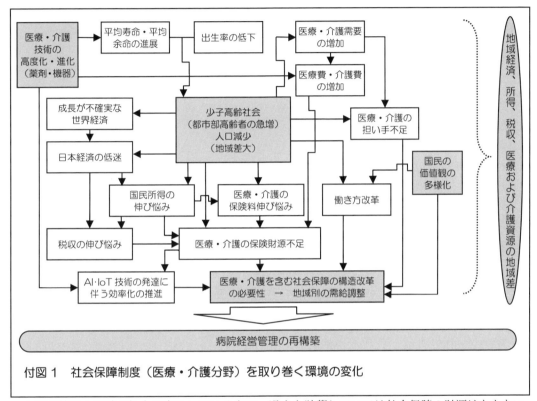

付図1　社会保障制度（医療・介護分野）を取り巻く環境の変化

　少子高齢で人口減少社会に突入している中で、過去を踏襲していては社会保障の財源はもたない。世界に誇れる国民皆保険制度を支える財源は、保険料、税金、患者自己負担の三つのみである。保険料は被保険者の数と個人の所得次第で変化する。労働人口の減少だけでなく、経済の低成長下では個人の所得増が期待できず、保険料も期待できない。二つ目の税金も経済と連動することは言うまでもない。三つ目の自己負担は近年引き上げが続くものの、高額療養費制度などセーフティネットによる負担上限設定と公費医療によって、国民医療費の実質1割強程度の負担に留まっている。

　一方、診断機器の発達、効果の高い高額医薬品の増加など医療の高度化と、疾病を有しやすい高齢者人口の増加が相まって医療費は増加の一途を辿っている。

　中央行政は従来のように診療報酬や患者自己負担を少しずつ変えて政策誘導するという手法だけでなく、都道府県や地域の当事者達（ステークホルダー）が地域の状況を理解して、あるべき姿を描いていくことを求めている。これには熟成期間を要するに違いないが、その熟成期間こそが病院経営管理再構築のタイムリミットでもある。

経営環境の変化

　少子高齢社会をはじめとする社会環境の変化に対応が必要なことは20世紀後半から指摘されてい

たものの、様々なしがらみによって先送りが重ねられてきた。この間のツケが溜まりに溜まった結果、地域医療構想という名の病床機能の需給調整が実施されることになる。

　現在、病院に経営環境の変化をもたらす主な要因を挙げてみるだけでも様々な項目が思い浮かぶ。

①日本の人口減少

②少子高齢社会の進展

③患者意識及びケアニーズの変化

④医師不足及び労働環境の改善

⑤医師以外の医療従事者の不足及び労働環境の改善

⑥医療従事者の働き方改革

⑦病床機能報告に基づく都道府県の地域医療構想（医療計画）の推進

⑧地域医療構想と連動する公立病院改革プラン

⑨設備投資コストの高騰

⑩薬価をはじめとする差益の減少

⑪原則2年に一度の診療報酬改定

⑫適時調査・個別指導・監査

⑬レセプトの審査

⑭医療法人制度の見直し

⑮地域医療連携推進法人の創設

⑯銀行の資金融資交渉

⑰厳しい税務調査

⑱医療過誤報道

等など。

　それぞれの項目の詳細については後述するが、人口減少社会を背景とする社会保障システムの対応を過去の延長線上のものと考えてはいけない。

　こうした急激な経営環境の変化によって病院の経営は確実に難しくなっており、対応策を誤ると淘汰の憂き目にあうことになりかねない。

　地域医療構想という需給調整の時代に突入していることをよく認識して、これらの経営環境の変化を的確につかみ、組織・職員の潜在能力を引き出して運営していくことが病院経営幹部には求められる。病院トップはその仕組みづくりに最大限の力を注ぐことが肝要となる。

潜在能力の発揮

　この環境下を考えると、「もう病院経営など止めたい」と思う理事長/院長の気持ちはよくわかる。しかし、自院の掲げたビジョン達成のために自らを奮い立たせ、もう一度ポジティブ思考のもとに未来に立ち向かっていただきたい。

　幸い病院で働く職員は難しい国家資格を保有する優秀な人が多数配置されているので、職員の潜在能力は他業種と比較しても非常に高い。眠っている職員の潜在能力（ポテンシャル）をいかに発揮させるかが経営幹部の腕の見せどころなのである。この職員の潜在能力発揮に焦点を当てた病院の経営管理手法を本書では明らかにしている。

　病院の職員はその部門にかけては専門家でありプロ集団である。その反面、セクト主義の意識が根強く、他部門との連携やコミュニケーションが上手ではなく、協力が得られにくく、時としてトラブ

ルの種にもなる。互いの弱い部分を補い合いサポートすることができれば、病院組織は見違えるように様変わりできる。

組織としてのチームワークが機能し始め年月を重ねることで、ワイン醸造のごとく進み職場全体が活性化してくるのである。

問題の所在を経営というフレームの中で明確にとらえる

理事長/院長や事務長は毎日数多くの問題に直面するが、忘れてはならないのは、問題の所在を常に"経営"というフレームの中で明確に捉えることである。そのためのフレームの基礎として、病院経営管理再構築の体系図を付図2にご紹介する。このフレームにて問題の体系的な捉え方と問題の本質を探り出す糸口の発見に活用していただきたい。

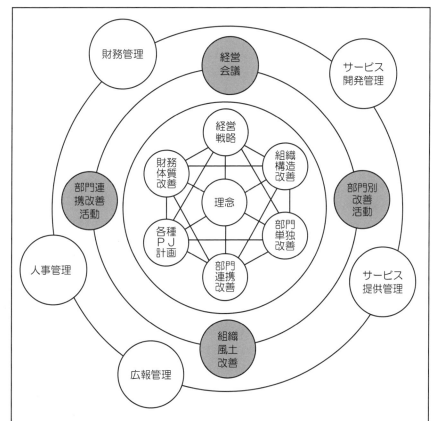

付図2 経営管理再構築の体系図
理念を中心にして戦略目標（経営戦略、組織構造改善、部門単独改善、部門連携改善、各種PJ計画、財務体質改善）が展開され、その戦略目標を推進するための経営管理を体系的に表現している
病院の経営管理の核を経営会議と考え、部門別改善活動と部門連携改善活動を有機的に推進させることによって経営管理機能を強化できると考える

Ⅰ
従来型
保険医療システム
の限界

I 従来型保険医療システムの限界

1 人口増を前提とした 集権型保険医療システムの限界

　日本の保険医療システムは、1961年に国民皆保険制度が達成されて以来、国民の健康生活のライフラインとしてなくてはならない機能を担ってきた。同時に保険医療機関も医療の質を高めながら大きく発展してきた。

　日本の保険医療システムは、健康保険証1枚あれば国際的にみても高い水準の診療を低い自己負担でいつでもどこでも受けられる、高額な医療を受けた場合でも予め定められた上限額以上の負担が大幅に軽減される高額療養費など手厚いセーフティネットの仕組みも用意されている、など世界に冠たる仕組みである。このシステムは、長年にわたる医療従事者たちの叡智と長時間勤務などの努力によって支えられてきた。

　さらに、日本の人口が戦後急速に増え、若い労働力が増加するという人口構成と経済成長が継続していったという社会環境のもとに成立できていたものである。

■減少する日本の人口

　しかし、日本の人口は、2008年の1億2,808万人をピークに減少を始めている。明治初期に3,500万人であった人口が戦後急増し、そして現在、人口は坂を転げ落ちるように急減する局面に変わっている。

　国立社会保障・人口問題研究所の『日本の将来推計人口、[出生中位（死亡中位）推計]（2017年推計）』によると、2029年に1億2,000万人を切り、2053年には1億人を割ると推計されている。その後も2065年8,808万人、2074年7,947万人、2086年6,963万人、2100年5,972万人といった具合に加速度的に人口減少が進む。

　65歳以上の高齢者人口も2042年の3,935万人（高齢化率36.1％）をピークに、2065年には3,381万人まで減少する見込みという。15歳から64歳の生産年齢人口をみても、1995年の8,716万人をピークに2016年7,648万人、2042年5,805万人、2065年4,529万人と急減する。生産年齢人口と高齢者人口の比率から考えると、1995年に生産年齢人口4.77人で1人の高齢者を支えていたものが、2065年には1.34人で1人を支える構図になる（表1）。これでは、膨らむ一方の社会保障費を従来の仕組みのまま支えることが困難になるのは明白である。

　このように日本の人口構成はかなりの早さで変化している。しかしその変化のスピードは都道府県で全く異なっている。それは、都市部への人口集中に歯止めがかからないこと、一人の女性が生涯のうち産む子どもの数を示す「合計特殊出生率」（図1）に地域差があること、などがその要因と推察される。東京都や沖縄県が人口増となるのに対し、例えば秋田県などは、全国平均よりもハイスピードで人口減少が進む。

　このような地域差があるため、国による全国一律の施策が困難と言われる。

表1 高齢者人口と生産年齢人口

	生産年齢人口	65歳以上高齢者人口	生産年齢人口/高齢者人口
2016年	7,648万人	3,459万人	2.21
2042年	5,805万人	3,935万人	1.48
2065年	4,529万人	3,381万人	1.34

国立社会保障・人口問題研究所：日本の将来推計人口（平成29年推計）をもとに作成

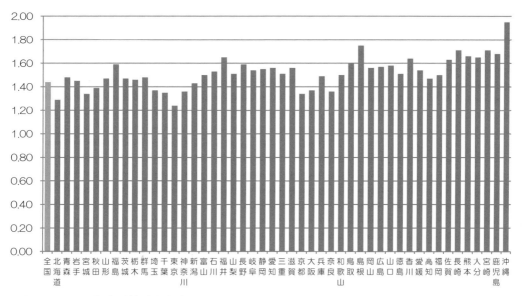

図1　2016年合計特殊出生率
厚生労働省：平成28年（2016年）人口動態統計（確定数）の概況をもとに作成

■少子高齢化と疾病構造の変化

　世界でも有数の少子高齢化が急速に進展して疾病構造が変化（生活習慣病や多疾患などの慢性化・複雑化）している。入院患者は2035年以降も増加するのは、肺炎、心疾患、脳血管疾患、骨折であって、悪性新生物や神経系疾患、消化器系疾患は2035年以降減少すると国立社会保障人口問題研究所は推計している。さらに、医療・介護の保険財源問題と医療・介護サービスに従事するリソース不足問題が押し寄せている。

●医療・介護の保険財源問題

　高齢者が増加すれば、医療や介護の需要は増加する。これを支える財源は国民と雇用主が支払う保険料と税金、患者負担しかない。保険料は所得と連動しているため、所得が増えるか生産年齢人口（労働者数）が増えない限り財源の増加はない。不安定な世界経済の中で、日本は長らく経済の低成長が続いており、個人の所得が伸び悩みの傾向にある。医療や介護、年金といった社会保障のための支出は増える一方で、収入が増えない。増加する社会保障費に対して財政はまさに綱渡りの状態で、社会保障制度が持続できるかどうかさえ懸念されている。

●医療・介護サービスに従事するリソース不足問題

　2016 年の出生数（概数）が前年比 2 万 8,698 人減の 97 万 6,979 人と戦後最低を記録しているにもかかわらず、2017 年春の医療関係 9 職種（医師、看護師、薬剤師、理学療法士、作業療法士、言

表2　2035 年までに必要な保健医療のパラダイムシフト

従前		将来	転換ポイント
量の拡大	→	質の改善	均質サービスが量的に全国各地のすべての人に行き渡ることを目指す時代から、必要な保健医療は確保しつつ質と効率の向上を絶え間なく目指す時代へ
インプット中心	→	患者にとっての価値中心	構造設備・人員配置や保健医療の投入量による管理や評価を行う時代から、医療資源の効率的活用やそれによってもたらされたアウトカムなどによる管理や評価を行う時代へ
行政による規制	→	当事者による規律	中央集権的な様々な規制や業界の慣習の枠内で行動し、その秩序維持を図る時代から、患者、医療従事者、保険者、住民など保健医療の当事者による自律的で主体的なルールづくりを優先する時代へ
キュア中心	→	ケア中心	疾病の治癒と生命維持を主目的とする「キュア中心」の時代から、慢性疾患や一定の支障を抱えても生活の質を維持・向上させ、身体的のみならず精神的・社会的な意味も含めた健康を保つことを目指す「ケア中心」の時代へ
発散	→	統合へ	サービスや知見、制度の細分化・専門化を進め、利用者の個別課題へ対応する時代から、関係するサービスや専門職・制度間での価値やビジョンを共有した相互連携を重視し、多様化・複雑化する課題への切れ目のない対応をする時代

厚生労働省：『保健医療 2035 提言書』をもとに作成

表3　日本の保健医療の課題

日本の社会経済全体の課題	・人口動態の変化（少子化、高齢化、人口減少） ・経済成長の鈍化 ・財政の危機的状況 ・地域間格差の拡大、一部地域の存続が困難となる可能性 ・相対的貧困、世代間格差の拡大 ・一人暮らしの増加
日本の保健医療の課題	・疾病構造の大幅な変化（生活習慣病や多疾患などの慢性化・複雑化） ・保健医療に係るリソースに対するニーズの増加・多様化 ・保健医療サービスと患者の価値とのミスマッチ ・医療従事者の専門細分化 ・プライマリケアや慢性期の医療の質 ・過剰診断、過剰治療、過剰投薬、頻回・重複受診等 ・複雑化・高度化する技術革新 ・医療従事者への過度な負担 ・医療の透明性や説明責任の不足
グローバル・ヘルスの課題	・パンデミックインフルエンザやエボラ出血熱等の感染症や災害などの健康危機への対応 ・世界的な高齢化の進展・慢性疾患の増大 ・発展途上国等におけるユニバーサル・ヘルス・カバレッジ（UHC）実現への動き ・新たなグローバル・ヘルス・ガバナンスとルールの構築 ・保健医療サービスのボーダーレス化

語聴覚士、臨床検査技師、診療放射線技師、臨床工学士）の国家試験合格者数が 10 万人を超えている。このまま続けば、1 年間に生まれてくる 100 万人弱のうち 1 割強が医療職となる勘定である。これには国家資格ではない事務職や看護補助職、歯科関係（歯科医師、歯科衛生士など）や介護関係（社会福祉士、介護福祉士など）の数はカウントしておらず、これらを含めると 2 割近くに達する。医療や介護が雇用の受け皿となるのは素晴らしいことだが、毎年生まれてくる子どもの 2 割近くが医療や介護の職に就くことになっては他産業への影響がはかり知れない。

　毎年、このように医療サービス界・介護サービス界に多数の人たちが入職してくる一方で、医療現場も介護現場も離職者が後を絶たないため、経営幹部にとって、人員確保の悩みの種は尽きない。働き方改革の中、人員確保を推し進める必要があり、この先は外国人労働者に戦力として活躍を求める戦略が必要になってこよう。

●全国一律施策から地域包括ケアシステムへ

　団塊の世代が後期高齢者の仲間入りする 2025 年以降、医療・介護サービスの需要が一気に増えていく。従来のパッチワーク的な制度の部分見直しの繰り返しが限界にきている。日本の中央省庁ですべてを考えて、日本全国で一律に同じ行動するような制度を打ち出すことでは立ち行かなくなったのである。中央集権による規制や過去の慣習の下に、同一行動による秩序の維持を図る時代から、地域住民、患者・家族、医療・介護提供者、保険者などすべてのステークホルダーが当事者として自律かつ主体的に考える地域包括ケアの時代にしていこうとする考えである。

　これは負担増と給付削減による制度維持を目的とした従来型の改革ではなく、人々の価値観や着眼点を大きく転換させるパラダイムシフトだと言ってもよい。

　2035 年を見据えた保健医療政策のビジョンについて厚生労働省が 2015 年に策定した『保健医療 2035 提言書』では、これまで保健医療制度を規定してきた根底の価値規範、原理、思想を表 2 のようにパラダイムシフトすべきだとしている。

　なお、同提言書では 2035 年に向けた主な課題を表 3 のようにまとめた上で、将来世代に負担を残さないよう公的医療保険の機能と役割、給付と負担のあり方や新たな財源確保策についても議論を重ねるとしている。

I 従来型保険医療システムの限界

2 少子高齢化がもたらす医療経済への影響

　日本の急速な少子高齢化と人口減少の到来は社会保障分野だけの問題ではない。他の国々も早晩同様の高齢化社会を迎えるため、全世界から注目を集めている。
　先述したように、国民医療費を支える財源は公費（税金）・保険料・患者自己負担だけである（図2）。言うまでもなく社会保障費の根幹をなす、税金・年金・医療保険料はすべて社会経済の繁栄と密接な関係にある。

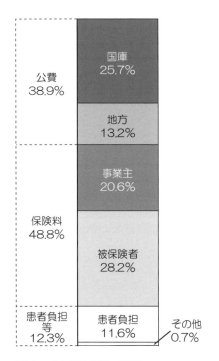

図2　国民医療費の構造
厚生労働省：財源別国民医療費、平成27年国民医療費の概況、2017年をもとに作成

　少子高齢化によって人口減と退職増が起きている。国保を除く現役世代の公的な医療保険料は、1人当たりの所得に対する保険料率（労使折半）で定めた金額と生産年齢人口（働き手）を乗じたもので成り立っている。賃金が上がり所得が増えるか、働き手が増えるかしなければ保険財源確保は難しくなる一方である。
　税金も同じで、社会経済が良くならなければ法人税も所得税も消費税も税収は伸びない。経済が良くなるに越したことはないが、一方で医療や介護の補助的業務を担う人材が他の産業に流れてしまう傾向にあるため悩みどころである。
　このように日本の人口動態の変化は保険料収入と労働力減少という形で医療経済に直接的、間接的に影響する。生産年齢人口の大幅増は困難であるため、病院では、外国人労働者に充実した研修を行った上で看護補助業務等を移管することが求められよう。一方、税収の方は、経済状況次第であり、不安定要素がつきまとう。
　昨今、社会保障のダウンサイジングが求められているのも不思議ではない。

I 従来型保険医療システムの限界

3 病床機能の明確化と連携医療の推進

　医療機関を巡る社会的環境は、目まぐるしく変化している。

　1945年の終戦から、結核を代表とする感染症対策が課題であった。そのため不足気味であった医療機関の量的整備が1983年頃まで続けられていた。それは、いわば急性疾患を主とする疾病構造の時代でもあった。

　それが大きく変わったのは1985年のことである。1948年に制定された医療法が大きく方向転換し第一次医療法改正が行われた。この改正以降、医療行政は量的整備から質的整備へと舵を切ることとなった。それは、入院病棟の病床機能を分化させて明確化することであった。そのため、数次にわたる医療法改正により様々な手段を用いた誘導が行われてきた。

■数次にわたる医療法改正による病床機能の明確化

◎第一次医療法改正

　第一次医療法改正では病床の総量を規制するため、都道府県別の医療計画の策定を法律で定め、医療圏ごとに制限した。結果、規制前に駆け込み増床現象が全国各地で起きた。

◎第二次医療法改正

　1992年成立・翌93年施行の第二次医療法改正では、『医療施設機能の体系化』を打ち出して、大学病院本院等の高度で専門的な医療を行う病院を特定機能病院として位置づけるとともに、状態が安定している患者の療養を受け入れる「療養型病床群」を法律で位置づけた。ご存知のように療養型病床群は後に療養病床と名称を変えた。

◎第三次医療法改正

　その後も医療法の改正を行い、1997年成立・翌年施行の第三次医療法改正では、かかりつけ医等を支援する地域医療支援病院制度を創設するとともに、介護保険制度の導入を控えて有床診療所に療養型病床群を設置可能とし更なる機能分化を推進、インフォームド・コンセントの法制化も行っている。

◎第四次医療法改正

　2000年成立・翌年施行の第四次医療法改正では、医療法上「その他の病床」という扱いになっていた病床種別を、患者の状態にふさわしい医療を提供できる体制を確保するため一般病床と療養病床に分けるとともに医療計画の「必要病床数」を「基準病床数」に改めた。

◎第五次医療法改正

　2006年成立・翌年施行の第五次医療法改正では、医療計画の下にいわゆる4疾病5事業ごとに医療連携体制を推進させて、患者に切れ目のない医療を提供する方向性を示すとともに、公益色を強くした社会医療法人制度も創設された。

◎第六次医療法改正

2014年6月成立・10月施行の第六次医療法改正では、2025年の超少子高齢化時代をにらんで、4疾病5事業に精神疾患と在宅医療を加え、「5疾病・5事業および在宅医療」の医療連携体制の構築が進められることになった。また、病床機能報告制度と地域医療構想の策定を含んだ医療計画の見直し、在宅医療の推進、特定機能病院の承認の更新制の導入、医師・看護職員確保対策、医療機関における勤務環境の改善、医療事故に係る調査の仕組み等の整備、臨床研究の推進、医療法人制度の見直しなどが実施された。

◎2015年以降

2015年9月28日に公布された「医療法の一部を改正する法律」により医療法が改正され、地域医療連携推進法人制度が2017年4月2日から施行となった。医療機関の機能の分担及び業務の連携を推進するための方針に基づき、参加する法人の医療機関の機能の分担及び業務の連携を推進することが目的の一般社団法人で、都道府県知事が法人認定を行う。地域医療連携推進法人には介護事業等を実施する非営利法人も参加可能で介護との連携も図りながら、地域医療構想の達成及び地域包括ケアシステムの構築に資する役割を担うこととなっている。

2017年には、病院の管理運営の重要事項を合議体の決議に基づき行うことや、開設者による管理者権限の明確化、管理者の選任方法の透明化、監査委員会の設置などの措置を講ずることを義務づけるために特定機能病院におけるガバナンス体制の強化、医療機関のウェブサイト等を適正化するために医療に関する広告規制の見直し、持分なし医療法人への移行計画認定制度の2020年9月30日まで3年間延長する法律（良質な医療を提供する体制の確立を図るための医療法等の一部を改正する法律）が国会に上程後可決している。

2018年7月には、医師少数区域等で勤務した医師を評価する制度の創設、都道府県における医師確保対策の実施体制の強化、医師養成過程を通じた医師確保対策の充実、地域の外来医療機能の偏在・不足等への対応、地域医療構想の達成を図るための医療機関の開設や増床に係る都道府県知事の権限の追加を主とした医療法改正案（いわゆる医師偏在対策法案）が成立した（参考［1］）。

診療報酬制度による病床機能区分

これらの医療法の見直しに加えて医療機関の経営を左右する診療報酬制度ではさらにきめ細かな病床機能の役割を設定している。

一般病棟は看護職員配置や平均在院日数、医師数、"重症度、医療・看護必要度"割合、在宅復帰・機能連携率などの基準を用いて入院料の細分化を進めてきた。特定入院料と呼ばれる仕組みでは、救命救急入院料、特定集中治療室管理料、新生児特定集中治療室管理料、総合周産期特定集中治療室管理料、新生児治療回復室入院医療管理料、ハイケアユニット入院医療管理料、脳卒中ケアユニット入院医療管理料、小児入院医療管理料、回復期リハビリテーション病棟入院料、地域包括ケア病棟入院料、緩和ケア病棟入院料、精神科救急入院料、精神科急性期治療病棟入院料、精神療養病棟入院料、認知症治療病棟入院料、など患者の状態に応じた病床機能の整備を図っている。

病床機能分化とそれぞれの連携推進

こうして、医療機関は病床の機能を分化させることで、それぞれの役割を明確にさせることとなった。一方で、それまでひとつの医療機関で完結していたものが、明確に役割を分けられたことで、それぞれの役割同士が連携を迫られるようになった。

> I.従来型保険医療システムの限界

参考　[1] 医療法及び医師法の一部を改正する法律案の概要

改正の趣旨
地域間の医師偏在の解消等を通じ、地域における医療提供体制を確保するため、都道府県の医療計画における医師の確保に関する事項の策定、臨床研修病院の指定権及び研修医定員の決定権限の都道府県への移譲等の措置を講ずる。

改正の概要
1　医師少数区域等で勤務した医師を評価する制度の創設【医療法】 　　医師少数区域等における一定期間の勤務経験を通じた地域医療への知見を有する医師を厚生労働大臣が評価・認定する制度の創設や、当該認定を受けた医師を一定の病院の管理者として評価する仕組みの創設 2　都道府県における医師確保対策の実施体制の強化【医療法】 　　都道府県においてPDCAサイクルに基づく実効的な医師確保対策を進めるための「医師確保計画」の策定、都道府県と大学、医師会等が必ず連携すること等を目的とした「地域医療対策協議会」の機能強化、効果的な医師の配置調整等のための地域医療支援事務の見直し　等 3　医師養成過程を通じた医師確保対策の充実【医師法、医療法】 　　医師確保計画との整合性の確保の観点から医師養成過程を次のとおり見直し、各過程における医師確保対策を充実 　医学部：都道府県知事から大学に対する地域枠・地元出身入学者枠の設定・拡充の要請権限の創設 　臨床研修：臨床研修病院の指定、研修医の募集定員の設定権限の国から都道府県への移譲 　専門研修：国から日本専門医機構等に対し、必要な研修機会を確保するよう要請する権限の創設 　　　　　　都道府県の意見を聴いた上で、国から日本専門医機構等に対し、地域医療の観点から必要な措置の実施を意見する仕組みの創設　等 4　地域の外来医療機能の偏在・不足等への対応【医療法】 　　外来医療機能の偏在・不足等の情報を可視化するため、二次医療圏を基本とする区域ごとに外来医療関係者による協議の場を設け、夜間救急体制の連携構築など地域における外来医療機関間の機能分化・連携の方針と併せて協議・公表する仕組みの創設 5　その他【医療法等】 　・地域医療構想の達成を図るための、医療機関の開設や増床に係る都道府県知事の権限の追加 　・地域保健法等について所要の規程の整備　等

施行期日
2019年4月1日（ただし、2のうち地域医療対策協議会および地域医療支援事務に係る事項、3のうち専門研修に係る事項ならびに5の事項は公布日（2018年7月25日）、1の事項及び3のうち臨床研修に係る事項は2020年4月1日から施行）

Ⅰ 従来型保険医療システムの限界

4 社会全体にみる経営環境の変化

■成熟期を過ぎた日本の経済成長

　日本の戦後の高度経済成長は、資源の少ない日本が海外から様々な資源を輸入し、それを加工して海外に輸出することで成り立ってきた。言わば世界経済のグローバル化とともに、奇跡とも言える著しい成長があったのである。余談であるが、このような"奇跡的な成長"は、安価な労働力を最大のエンジンとする東南アジアや南米、アフリカの新興工業国へとステージを移している。中国が世界の工場と言われたこともあったが、その時代も終わろうとしている。

　かつての高度経済成長の背景には、日本の"官僚制度"、"終身雇用制度"、"年功賃金制度"があった。基幹産業に労働資源を集中し、終身雇用制の下で会社に長く勤めれば高い給料がもらえ、労使関係も安定し、会社に対するロイヤリティが高まることで日本の企業を強くしてきたのである。

　しかしながら、こうした日本型の経済成長は成熟期を過ぎ、終身雇用制度、年功賃金制度に綻びが生じている。有期雇用契約が多く、それが社会問題化するまでに至っている。

■社会保険料の減収と患者負担の増加

　過去に機能していた仕組みを捨て去り、新たなステージにおける戦略的発想が要求されることはいつの時代も同じである。例えば、病院における職員の賃金を取り上げてみても、毎年全員に一律○○円引き上げという単純な定期昇給は行いにくくなっている。診療報酬の一律アップが見込めない時代に単純な定期昇給はできない。日本経済の成長が鈍化している現在、社会保険料収入も税収も大きく増えるはずがない。

　患者の立場でみても、医療費における受益者（患者）負担は今後も上昇していくだろう。負担が増えることで、医療は、従来以上に「質の高さ」、「より高い安全性」、「効率性（経済性）」が要求されるに違いない。フリーアクセスについても、かかりつけ医以外を受診する場合に一定額を負担するというゆるやかなアクセス制限が進むであろう。

　分化されてきた病床機能の面をみても、今後は患者の状態に応じて受け入れる病床機能のバランスを取ることが求められてくる。病床コントロール機能を一層強化しなければならない。

■医療産業も低成長時代に突入

　このように、医療産業も低成長時代に突入した事実を明確に認識しておきたい。人口減を背景に、地域医療構想という名の病床の需給調整がある。これから公立・公的病院を中心にその波にさらされていくことを覚悟するべきだろう。地域の公立・公的病院に押し寄せる大波によって、これらの病院の立ち位置が変われば民間病院も影響は必至となる。

Ⅰ.従来型保険医療システムの限界

Ⅰ 従来型保険医療システムの限界

5 医療産業に押し寄せる 八つの改革とその意味

■医療産業に押し寄せる八つの改革

　ここまで、数次の医療法と診療報酬改定によって病床機能の体系化が進められてきたことを述べたが、病床機能の体系化にほぼ目処がついたとしても、今後、医療産業は以下の八つの改革の大波にさらされることとなる。

　　第1の改革　　多数のデータを背景とするエビデンスに基づく医療の標準化（疾病別の治療の標準化が促進され、計画とその効果の検証がなされる）とアウトカムに基づく評価

　　第2の改革　　保険外診療の容認、いわゆる混合診療の拡大が一定のルール下で進む

　　第3の改革　　かかりつけ医をゲートオープナーとするゆるやかなフリーアクセス制限

　　第4の改革　　かかりつけ医とそれ以外の変動給付の設定

　　第5の改革　　オンライン診断とオンライン診療の普及（いわゆる遠隔診療）

　　第6の改革　　薬価基準制度の抜本的改革または新たな薬剤給付制度の創設

　　第7の改革　　電子化された医療介護情報の共有化（施設間連携、医療介護間連携）

　　第8の改革　　レセプトの簡略化とAI審査の導入

■八つの改革がもたらすもの

　これら八つの改革が意味するところを突き詰めると、"根拠に基づき定型化された治療内容に応じた包括的評価と人頭請負払い制度"へとたどりつく。

　世界レベルでの治療の標準化や遺伝子治療、再生医療などに基づくテーラーメイド医療の普及は高コストが伴うはずである。当然、限りある医療財源は枯渇し、現状のままの国民皆保険制度は崩壊しかねない。究極的には公民二重構造の医療保険体制を想定しなければならないであろう。すなわち、医療消費者のみならず、民間保険会社からも支持される医療機関を目指す必要がある。

　それに伴い、各医療機関は今以上に様々な局面で情報開示が要請されてくることは間違いない。しかも、その情報開示の中で最も重要な要素として医療機関の治療技術のレベル、その関連部分としての治療計画（または介護計画）、そして治療の効果およびコストが挙げられる。

　開示に耐えられる環境整備が急務であることは言うまでもなく、同時に情報が公開されれば市場原理が働くことを常に意識しておかなければならない。"質"は競争によって常に向上し続け、競争は情報公開の度合いに比例して激しくなるであろう。インターネットに代表されるように、情報公開は個々の医療機関の意思とは全く関係なしに進んでいくことも肝に銘じておきたい。

II
病院経営環境を
変化させる要因

II 病院経営環境を変化させる要因

6 病院経営環境に影響をもたらす 社会的要因

先述したように病院の経営環境は、近年、目まぐるしく変化している。この変化を的確にとらえることこそ、これからの病院経営の方向性を見極めるためには欠かせないことである。変化をもたらす要因は多々あり、複合的に影響している。ここでは、病院の経営環境に影響をもたらす主な要因を見てみよう。

■日本の人口の減少

総務省統計局データ（2017 年 10 月 1 日現在）によると、東京都や愛知県、沖縄県など 7 都県で人口増が見られるものの、40 道府県では人口は減少している。率で見ると、東京都 0.73%、埼玉県 0.28%、沖縄県 0.26%、愛知県 0.24%の増となっている一方、秋田県、青森県、岩手県、山形県、高知県はそれぞれ−1.40%、−1.16%、−1.04%、−1.03%、−1.01%と減少率が 1%を超えてきている。

日本全体では年間約 37 万人減っており、たった 1 年で中核市一つが消えた勘定になる。人口 100 万人に満たない県は秋田県 99.6 万人、福井県 77.9 万人、山梨県 82.3 万人、和歌山県 94.5 万人、鳥取県 56.5 万人、島根県 68.5 万人、徳島県 74.3 万人、香川県 96.7 万人、高知県 71.4 万人、佐賀県 82.4 万人の 10 県に及び、110 万人未満で見ると富山県 105.6 万人、宮崎県 108.9 万人が加わる。

同一県内であっても、過疎化が進展し都市部への集中化傾向に歯止めがかからず、人口格差は拡大していく。このように立地する環境次第で、病院経営戦略は異なってくる。

■少子高齢社会の到来

2017 年の日本の総人口は 1 億 2,669 万人（総務省「人口推計」、2017 年 12 月 1 日（確定値）、以下同じ）で、そのうち 65 歳以上は 3,521 万人で、総人口の 27.8%（高齢化率）に達している（総務省統計局、2018 年）。高齢化率は 1950 年に 5%に満たなかったものが、1970 年 7%超、1994 年 14%超と物凄いスピードで進展している。今や約 3.6 人に 1 人が 65 歳以上、約 7 人に 1 人が 75 歳以上である。65 歳以上の人口は 3,387 万人で、「団塊の世代」すべてが 75 歳以上となる 2025 年には 3,677 万人に達する見込みである。しかし、高齢者人口は 2042 年に 3,935 万人でピークを迎え、その後は減少に転じると推計されている。

総人口が減少する中で高齢者人口が増加するため、高齢化率は 2036 年 33.3%となる。2042 年以降は高齢者人口が減少に転じても高齢化率はさらに高まり、2065 年には 38.4%に達する見込みだ。同年における 75 歳以上人口の割合は 25.5%とほぼ 4 人に 1 人が 75 歳以上になる。

地域別に高齢化率（2017 年）を見ると、最も高い秋田県で 35.6%、最も低い沖縄県で 21.0%である。今後、2045 年には秋田県で 50.1%、沖縄県で 31.4%、最も低い東京都で 30.7%に達すると見込まれている（内閣府：平成 30 年版高齢社会白書、2018 年）。

28

高齢化の進展で重視すべきポイントは首都圏など三大都市圏で、実数が飛躍的に増加することである。高齢者が安心して居住できる場の確保とともに看取りの場の整備が課題となる。同一県内であっても地域差は著しく、高齢化率が著しく高まる郡部の医療・介護の確保と従事者の確保、医療提供の質の確保のバランスは大きな経営課題と言える。

■患者意識及びケアニーズの変化

テレビやインターネット等で知り得た情報をもとに、"もっと良い医療を受けたい"という患者ニーズが高くなっている。患者が自ら医療について学ぼうという姿勢は望ましいことであるが、このような患者意識の変化に応じて、診療現場で患者が納得できるまで徹底的に説明を行おうとすれば、マンパワーと時間がもっと必要になる。

また、これまでの急性期疾患から生活習慣病等の慢性期疾患中心となり、がんに代表されるよう退院後の生活指導や自立度の衰え防止に重点が置かれるなど、医療機関が扱う範囲も変化している。終末期医療も ACP（Advance Care Planning）を意識する必要性がある。患者の意志を尊重した医療やケアを提供して、その人の人生の締めくくりの時期に寄り添うことが重要である。

さらに、独居高齢者や老々世帯（夫婦だけでなく兄弟・姉妹・親子も含めて）が増加するなど世帯構成も変化している。高齢になり筋力や活力が衰えた「フレイル（Frailty）」の段階にある高齢者が増加しており、普段の生活を支えることを含めたケアの多様性への対応が必要となっている。

■医師不足にあっても勤務医の労働環境改善の必要性

病院勤務医の労働時間は極めて長く、その要因は慢性的な医師不足に加えて、来院する患者を応召義務によりすべて診なくてはならない、ことなどが挙げられる。医師不足にあって研修医の存在は大きな力であるが、研修医の労働と研修を区分することが容易ではない。臨床医は臨床現場での症例が学びにつながるため、生涯学習とされている。これらを自己犠牲とするか自己研鑽とするかは判断しづらいところである。しかし、研修医を含めて医師の労働時間の短縮は時代の要請である。

医師不足の中、子育て中の女性医師の戦力に期待して、その確保策として短時間勤務制や院内保育所等を整備する病院も少なくない。しかし、根本的な解決には程遠いのが現状である。今や医学生の1/3 を占める女性に対する支援策なくして医師不足の解消はない。男女を問わず医師のライフスタイルそのものを見直し、柔軟な勤務体制等で応援する必要がある。

また、医師不足とその労働環境改善策として、ICT（Information and Communication Technology）やオンライン診療*の活用、チーム医療によるタスクシェアリング、業務を移管するタスクシフティングの推進、などが望まれているが、様々な規制等がその歩みを阻んでいる。規制はいずれ緩和されるとしても、これらを実現するためには、チーム医療による人件費及び教育研修費、ICT 等の設備投資及び管理コストが生じる。近年採用が進む医師事務作業補助者も一つのタスクシェアリング、タスクシフティングと言えるが、コストの増加は免れない。医師不足解消を単に人員増としてとらえるのではなく、同時に医師の労働生産性を上げる意識も持ち合わせなければ経営は行き詰まる。

医師の偏在対策として、国は全医師のデータベース化を進めるほか、医師確保支援等を行う地域医療支援センターを法律上に位置づけて、都道府県に地域医療介護総合確保基金を設置して勤務環境改善に取り組んでいるものの、その効果は目に見えていない。当面、個々の病院が個別の問題として取り組まざるを得ない。

＊オンライン診療：パソコンやタブレット端末等の情報通信機器を用いて、医師が離れた場所にいる患者を診

療するもの。2018 年度診療報酬改定において、対面診療の原則の上で有効性や安全性等への配慮を含む一定の要件を満たすことを前提に、情報通信機器を用いた診察や、外来・在宅での医学管理を行った場合の「オンライン診療料」、「オンライン医学管理料」、「オンライン在宅管理料」、「精神科オンライン在宅管理料」が新設となった。今後は電子処方箋の交付やオンラインによる服薬指導も期待されている。

■医師以外の医療従事者の不足

医師以外の看護師、看護補助者、薬剤師等も慢性的な人手不足となっている。看護補助者や介護ヘルパーの求人はいわば景気のバロメーターである。少しでも景気が良くなった途端に、彼らの採用に苦労する。だからといって、場当たり的に採用と待遇を変えていくと、既存職員のモチベーションを下げることにもなりかねない。未熟なマネジメントは不信感を募らせ、優秀な人材の流出にもつながりかねない。結果、さらなる人員不足が生じ、かえって医療職員の負担増を招く。当然、十分な医療サービスの提供が行えず、患者離れで収入も減少していく負のスパイラルも生じる。きちんとした戦略と管理のもとに行う人事戦略が必要である。

今後、海外からの人員確保に進まざるをえず、宗教や食事、文化や習慣が異なる外国人の雇用マネジメントを早急に考えていかねばならない。

このような外国人も含めて医療従事者の多くは目の前の患者に、より質の高い医療を提供して成果を出そうと努力を重ねている。これに金銭や生活環境などの待遇面で報いることができるかどうかは、経営管理を行う者の腕次第である。給与面だけの問題ではなく、モチベーションの維持・向上が継続できるよう工夫を凝らす必要がある。

■過熱する医療過誤の報道やネット情報

言うまでもないが、医療過誤は、どれだけ細心の注意を払っても、一生懸命真面目にやっていても起きる場合がある。医療過誤のニュースはマスコミで毎日のように報道されている。さらに近年インターネットでも目にすることが多く、過熱気味である。医療過誤が報道されると、当該の医療機関の信頼は確実に低下する。

医療訴訟は今後益々増えることを覚悟して、リスクに対応できる組織を構築していかなくてはならない。訴訟リスクマネジメントをしっかり強化することが必要であり、ひいてはこれが医療過誤の予防にもなる。

医療過誤などないにこしたことはないが、過誤があってから慌てるのではなく、「what if」の考えのもとに、経営幹部は日ごろから備えておきたい。

II.病院経営環境を変化させる要因

II 病院経営環境を変化させる要因

7 病院経営環境に影響をもたらす政策的要因

■病床機能報告に基づく都道府県の地域医療構想（医療計画）

　病院等が、自院に有する病床が担っている医療機能について現状と今後の方向を選択し、病棟単位で都道府県に報告するのが病床機能報告制度である。

　各都道府県がこの病床機能報告を受けて地域の医療需要の将来推計や報告された情報等を活用して、二次医療圏（地域医療構想圏）等ごとの各医療機能の将来の必要量を含めて、その地域に適した医療機能の分化と連携を適切に推進するために策定するのが地域医療構想である。ちなみに地域医療構想は「持続可能な社会保障制度の確立を図るための改革の推進に関する法律」に基づく。地域ごとにビジョンを策定し、医療計画に盛り込み、機能分化を推進させる仕組みでその旗振り役は都道府県である。国の役割は地域医療構想策定のためのガイドライン策定や各種参考データを都道府県に提供することである。

　つまり、地域医療構想は医療計画の一つで、地域の将来を勘案して病床のあるべき姿を見出して、病床を需給調整していくことを都道府県の役割としている。都道府県の権限は、公立病院、公的病院など税金を投入するところとなる見込みである。従来の医療計画に示されている病床規制（数量規制）を機能面でも進めるものになる。さらに介護保険事業計画との整合性がとられるのは明白で、地域における自院の立ち位置は否応なく決まっていく。

　地域医療構想は地域包括ケアシステムの構築が必要不可欠といえる。地域医療構想は極端に言えば、過剰である病床を削減し、不足している病床を増加し、医療機関と介護関連施設を連携させながら在宅医療を推進することを意味している。そして、これに在宅関連サービス、NPO 法人、ボランティアなどの地域のありとあらゆる経営資源が参画し、地域包括ケアシステムが構築されていく。

■地域医療構想と連動する公立・公的病院改革

　医師不足に伴って診療の縮小を余儀なくされる公立病院が少なくない。公立病院を管轄する総務省は、病院事業を設置する地方公共団体に対して 2007 年 12 月 24 日付で「公立病院改革ガイドライン」の策定を要請した。その結果、経常損益で黒字である病院はプラン策定前の約 3 割から約 5 割まで増加した。その後、「地域医療構想」の策定や「地域医療介護総合確保基金」の設置等を内容とする「医療介護総合確保推進法」の施行を受けて、これらに基づく取り組みと整合性を持つ「新公立病院改革ガイドライン」（2015 年 3 月）の策定を進めている。これは前ガイドラインと大きく変わるものではなく、究極の目的である公・民の適切な役割分担の下に地域で必要な医療提供体制の確保と、安定した経営下でへき地医療、不採算医療や高度・先進医療等を継続的に担えるようにするためのものである。

　地域医療構想では、策定した役割に従わない場合、最終的には都道府県知事が権限を行使できる（強

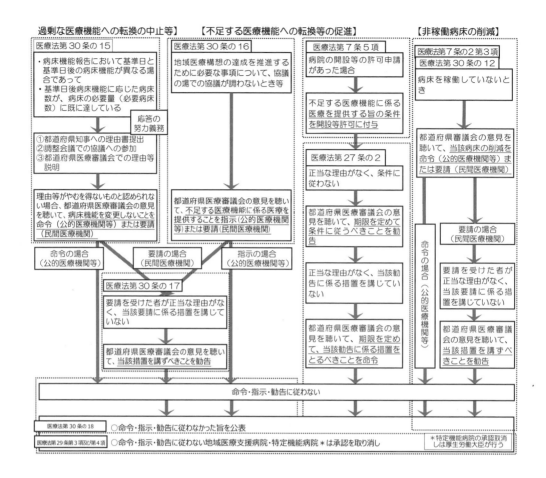

図3 医療計画の見直しに伴う都道府県知事の権限行使の流れ
厚生労働省医療計画の見直し等に関する検討会：地域医療構想の進め方に関する議論の整理（資料編）、2018年1月22日をもとに作成

制力）ことになっている（図3）。これには市町村の法定外一般会計繰入れの計画的な削減・解消を促す国の狙いもある。

さらに、「公的医療機関等2025プラン」として、公的医療機関（日本赤十字社、社会福祉法人恩賜財団済生会、厚生農業協同組合連合会等が開設する医療機関（公立病院除く））、共済組合、健康保険組合、地域医療機能推進機構等が開設する医療機関、その他の独立行政法人（国立病院機構、労働者健康安全機構）が開設する医療機関及び地域医療支援病院、特定機能病院についても公立病院改革プランと同様に都道府県知事が権限を行使できることとなる。当然、近隣に存在する民間の医療機関には影響が出てくる。特に急性期病床を抱える公立・公的病院等は多く、その行方次第では民間病院に多大な影響が押し寄せてくる。

医療法人制度の見直し

日本では、民間病院が9割近くを占めており、民間医療機関が地域医療を安定的に支えてきたという歴史もあって、医療法人は重要な開設者の一つという位置づけになっている。医療法人の制度はこ

表4　種類別医療法人数

年	医療法人						社会医療法人（再掲）
	総数	財団	社団			一人医師医療法人（再掲）	総数
			総数	持分あり	持分なし		
2018	53,944	369	53,575	39,716	13,859	44,847	291

厚生労働省：種類別医療法人数の年次推移、2018年3月31日現在をもとに作成

れまで幾度も税制上の取り扱いを含め、必要な見直しが図られてきた。

　近年でも社会医療法人制度の創設や、「持分あり医療法人」から「持分なし医療法人」への移行計画を国が認定する制度（認定医療法人制度、詳細は参考［6］）を設け、相続税猶予等の税制措置がとられている（持分なし医療法人への移行は法改正により2020年まで制度が3年間延長とともに役員数、役員の親族要件、医療計画への記載等の要件緩和、贈与税の非課税対象が大幅に拡大）。ちなみに2018年3月現在、5万3,944の医療法人のうち3/4近くが「持分あり医療法人」である（表4）。

　社会医療法人制度は、地域医療の重要な担い手である医療法人の中でも、非営利性の徹底等の観点から様々な見直しを行った結果誕生したもので、救急医療やへき地医療、周産期医療など特に地域で必要とされる医療の提供を担う医療法人を新たに位置づけたもので、2018年で300近くが都道府県知事に認定されている（表4）。

　このほか、見直しの検討を行う上で、医療法人は非営利の法人であるという性格の堅持が重要となっていることから、経営の透明性の確保、ガバナンスの強化はもちろんのこと、一定の基準に該当する医療法人は、厚生労働省令で定める会計基準（公益法人会計基準に準拠）に従い、貸借対照表及び損益計算書を作成して公認会計士等による監査を受けること、役員と特殊の関係がある事業者との取引の状況に関する報告書を都道府県知事に届出する、社員総会決議による役員の選任等……、など厳しさが増している。

地域医療連携推進法人の創設

　地域医療連携推進法人は2017年4月から施行となった都道府県知事が認定する法人である（詳細は参考［5］）。

　地域において良質かつ適切な医療を効率的に提供するため、病院機能と病床の役割分担（再編）と業務の連携を推進するための方針を定めて医療連携の推進を行う。参加可能な法人（社員）は、病院等の医療機関を開設する非営利の法人である。介護事業等の地域包括ケアシステムの構築に資する事業を行う社会福祉法人やNPO法人も対象となる。法人内における病床の融通、従事者の共同研修、医薬品等の共同購入供給などが可能となるものである。近隣で地域医療連携推進法人設立動向を探るアンテナを張っておき、参加の有無をタイミングよく検討する必要がある。なお、地域医療連携推進法人は医療法人の一種ではない。

厳しさを増す税務調査

　日本各地で税収不足を補うため税務署は必死に動いている。脇の甘い事業所への税務調査は厳しさを増している。医療機関も例外ではない。

　顧問税理士にすべてお任せという病院が多いのが現状であろう。日々の経営努力の積み重ねで蓄積してきた財が、わずか1回の税務調査で吹き飛んでしまった事例は数えきれないほどある。

税務関連に関して、トレンドも含めてすべてを理解・把握するのは難しいが、税理士任せでなおざりにせず、疑問点は聞いてアドバイスを受ける姿勢を持ち続けることが大切である。

Column❶　震災時の医療機関 BCP

　地震が頻発する日本では、日頃から防災意識が重要なことは言うまでもありません。特に医療機関は、地震発生直後から重要な役割を担うことになり、たとえ地震が起きたとしても、機能を継続できるような体制を整えておく必要があります。

　そこで、筆者自身の阪神・淡路大震災の震度7の体験や全国各地の震災被害を受けられた医療機関の方々の話を踏まえ、震災時などにおける医療機関のBCP（Business Continuity Plan；事業継続計画）に役立つポイントを7つのコラムとして以下ご紹介します。

①被災時の職員招集

　台風や大雨と違っていつ起きるのか予測できないのが地震です。このため、あらかじめ一定規模以上の震度（例えば震度5強以上）が発生したら、招集をかけなくても各自自主的に病院に出勤するというルール設定をしておきます。

　2016年の熊本地震では震度5強で「出勤」としていたところもありますが、度重なる震度5強の余震のため、震度6にルールを改めたところもあるようにフレキシブルな対応が必要です。職種別に震度を設定するのもよいかもしれません。

　いろいろな事情で出勤できない人が多数出ることも想定し、少人数での効率的な対応が求められます。余震や第二波、第三波の津波にも注意しながら、自分の命は自分で守ることを大前提とした出勤となるので、想定の半分しか出勤できていないことも想定しておきます。

II 病院経営環境を変化させる要因

8 病院経営環境に影響をもたらす経済的要因

■設備投資コストの高騰

　近年、建築コストが上昇している。消費税 8%引き上げ前の駆け込み需要、東日本大震災、熊本地震、西日本大水害など自然災害後の復興需要、東京オリンピック・パラリンピックに向けた施設と関連施設への投資需要など、一連の建築需要によってコストが一気に上がっている。資材の高騰、建設職人の人手不足などで東日本大震災以前と比較すると 1.5 倍以上に建築単価は跳ね上がっている（もっともリーマンショック以前の工事請負額があまりにも安価だったとも言えるが）。建設費高騰により公立病院建設にあたって入札者ゼロというケースも出ている。

　今後、第一次医療法改正（1985 年）において創設された医療計画制度によって導入された病床の数量規制実施前の駆け込みで増床した病院・病棟の建て替え需要も起きてくる。

　さらに患者の療養環境もどんどん進化しており、病室面積拡大、医療機器の高度化・大型化、リハビリテーション室の大型化、感染防止策強化等は当たり前となって 1 床当たりの建築面積は広がるばかりである。これも建築コストが跳ね上がる要因となっている。

　建築コストがこのまま高止まりすれば、診療報酬だけでの投資回収は難しくなる。

　現有病床数の建て替えありきから始めるのではなく、病床機能と病床数が未来の需要にマッチしているか、現状の稼働病床数を見極めた上での判断が必要である。デザイン優先の総吹き抜けロビーのように見栄えがよくても運用時の冷暖房費等が嵩むような設計・設備プランなどは、当然避けるべきである。将来の大型医療機器の入れ替えも視野に入れた実利設計が望まれる。

■厳しさを増す融資交渉

　金融機関自体が淘汰・再編される事態になって久しいが、今後も地方の人口減少・産業衰退を受けて、規模拡大化の観点から一定程度の中小金融機関の再編の波が続くと思われ、金融機関も厳しい時代を迎えている中にあって、近年の診療報酬実質マイナス改定もあり、銀行からの医療機関への融資審査は厳しくなる一方である。

　全国大手も地方の中小の金融機関も行内に医療・介護の専門部隊を配して、病院が立てた経営計画に目を光らせるようになってきている。長期債務を抱える病院にとって、書類上だけの経営計画は簡単に見破られる。生半可な経営計画ではなく、実態に即した中長期の経営プランを立てられない病院にとっては頭の痛い問題になる。

　銀行との交渉は理事長/院長とともに経営管理部門が実現性の高い計画を時間軸に沿って論理的に説明していく必要がある。行内の専門家の目は厳しく、中途半端な計画では計画の実現性を疑問視され、交渉は厳しくなる一方である。

■薬価をはじめとする差益の減少

　病院では、薬剤をはじめ、保険医療材料・委託検査・給食などに差益が生じるのは周知のとおりである。しかし、DPC/PDPS に代表される包括点数となれば、単なる"仕入"となる。医薬品も材料も公定価格設定の構造的見直しが行われているため、従来どおりの差益確保は難しくなっている。購入量や支払い期間も含めた交渉術ができない限りスライド値引きは期待できなくなっていく。特に薬剤は新薬創出・適応外薬解消等促進加算の品目が多ければ差益は出にくい、長期収載品も薬価の特例引き下げルールがあり、過去のようにはいかない。複雑化する薬価の設定を知るなど、流通上の詳しい知識をもって交渉に臨まねばならない。

■診療報酬改定の行方

　原則 2 年に一度実施される診療報酬改定は、物価や人件費などの動向が反映されるだけでなく、新たな医療技術に対する保険導入、国の政策の後押し、などの要素があり、それらを実行するための改定となる。国民の税金と保険料が多く投入されているため、マイナス改定にもなる。

　その意味では、改定は、その時代を反映した「重点課題」や「改定の指針」に沿って行われているが、これからの大きな流れとしては、患者にもわかりやすい点数の設定、医療の標準化の推進、エビデンスデータに基づいた改定、アウトカム重視の改定が行われていくであろう。

　行政が政策誘導したい方向への早期移行を目的にインセンティブを含んだ改定も多く、これに乗り遅れると美味しい果実は得られにくくなる。

　複雑怪奇な仕組みになっている点数表を読み解くのは、事務職の役割と任せきりの病院も多いが、病院経営管理を行う者であれば、少なくともポイントとなる項目は熟読しておくべきである。収益のほぼ大半を生み出す診療報酬を「難しくてわからない」では経営幹部失格と言えよう。

■厳しさを増す適時調査や個別指導と監査

　医療法に基づき保健所が実施する「立入検査（医療監視）」なども含め、「保険診療の質向上と適正化」を旗印に関係機関による保険医療機関等への指導（集団・集団的個別・個別）・適時調査・立入監査の頻度が高まる傾向にある。

　多人数を対象に一度に講習会形式で行う「集団指導」のほか、請求上位点数の医療機関を対象とする「集団的個別指導」、都道府県と地方厚生（支）局が個別面接方式で行う「個別指導」、新規開業後の医療機関を対象とする「新規個別指導」、支払基金や保険者等からの「厚生局に寄せられる情報による個別指導」と通常の「個別指導」がある。他にも厚生労働省と都道府県と地方厚生（支）局の 3 者による「共同指導」、臨床研修病院、特定機能病院等に対して行われる「特定共同指導」がある。

　また、診療報酬点数表の施設基準届出項目について適正であるか否かを実地調査する「適時調査」がある。さらに、最も厳しい「立入監査」は診療内容および診療報酬請求に不正または著しい不当の疑いがあるという前提のもとに実施となる。

　近年では、都道府県と地方厚生（支）局による「適時調査」と「個別指導」を同一日に同時並行で実施するケースも見受けられる。対象となるレセプトの一部は直前に FAX により指定となるため、事前準備にも限界がある。

　これらによって保険請求内容が不適正となれば返還が求められる。関連法規の遵守は当然のことであるが、その背景には、様々な課題が山積している可能性もあるため、経営幹部は慎重に対処しなけ

ればならない。

レセプトや施設基準の書類については、そのときだけでなく、常日頃から整備、チェックする経営管理が求められる。

■厳しさを増すレセプト審査

保険者の財政は赤字であり、レセプト審査は年々厳しくなっており、査定・返戻は増加傾向にある。経営者は返戻の意味合いを理解することが大切である。積極的に請求を行った結果なのか、知識不足によるものか、それとも凡ミスによるものか、これを分析せずに返戻率だけを捉えて批判するのはバランスを欠いていると言えよう。

まず、診療に携わる医師と経営幹部の意識改革が必要である。医師は、患者のことを思って提供した医療サービスがすべて収入になるとは限らないという意識を持つ必要がある。また、経営幹部はそれを一人ひとりの医師が納得いくように伝えるべきであり、あくまで自分流を貫こうとする医師への説得を医事課職員に委ねるだけでは問題は解決しない。保険診療である限り、保険の請求ルールに従う必要がある。

請求業務を外部に委託している場合、レセプト返戻率が高いからと病院が業者に問い正すようであれば、業者としては萎縮した請求を考えざるをえない。

今後、レセプト審査は AI（人工知能）による審査が主流になっていく見込みである。そうなれば地域差や適応の曖昧さは減少するだろうが、厳しさは一層増すに違いない。これからは、レセプトを単に請求を行う"医事"という視点から、医療行為の分析と効率化に着目した"診療情報管理"という視点に改める必要がある。このテーマについて検討していくのも経営幹部の役割である。

II 病院経営環境を変化させる要因

9 病院経営環境に影響をもたらす技術的要因

　先述したように1985年の第一次医療法改正以降、一貫して病院の機能分化という役割の明確化と、連携の確保という政策が打ち出されている。地域医療構想を含む医療計画や診療報酬、介護報酬も同じ視点に立って見直しが図られてきた。

　当然ながら、機能分化と有機的な連携はセットとして考えられている。連携先として医療機関が他の医療機関を紹介するなら、紹介先の機能は自院が提供できない、自院が望む以上の品質でなければならない。そのためには、紹介先の医療機関の詳細な情報が必要となる。

■膨大な情報の開示で広がる患者の医療機関選択の幅

　同じ医療機関だからと仲間内だけに通用すればよい、と簡単な情報による紹介が連携であると考えるなら、未来はやってこない。

　電子化されたレセプト情報は、膨大なナショナルデータベースNDB（National Data Base：電子化された医療保険レセプト及び特定健診）化され、匿名化された上で厚生労働省のホームページに公開されている。レセプトやカルテ、DPC、特定健診などのビッグデータを解析してさらに質の高い医療の情報が発信されればされるほど、医療消費者は医療機関の選択が容易になる。初めて受診する医療機関をインターネット等でチェックしない患者は、救急を除けば今や少数派であろう。インターネット社会では、好むと好まざるに関わらず様々な情報が開示される。

　これからは、良質な医療・介護サービスを提供できる医療機関同士でWin-Winの連携が進み、その中でも強者が市場を席捲していくであろう。とはいえ、最新最高の急性期医療だからといって生き残れる保証はない。今や生活習慣病に代表される慢性疾患への対応が時代の要求である。地域で必要とされる医療を高品質で提供していくことで医療消費者にも地域の他の医療機関、介護機関からも選択してもらえるだろう。

■診断から治療のプロセスをICTやAIがエビデンスとして検証

　成功への近道は、医療機関が置かれた経営環境の変化を先読みし、それに対応できる戦略を連携パートナーにも連動する展開が求められる。限られた経営資源をいかに効果的に配分するかが経営幹部の最大の任務でもある。

　戦略を立てる上で、データを集積し解析することは重要である。自院の臨床データ、経営データと公開されているDPCや経営指標データはもちろんのこと、診療圏内の人口構造の変化、地域の産業構造の変化といった周辺の経営環境の変化もアップデートして、強みと弱みを把握しながら、攻める部分と守る部分を明確にする必要がある。

　データをインターネット上に保存するクラウドコンピューティングなどのテクノロジーの発展によって、情報の収集と共有の範囲は一気に進んできている。自院が比較できる範囲も拡大している。

電子カルテや電子レセプトから始まったデータの集積は年を追うごとに充実し、各種健診データが保険者にフィードバックされてくる。診断から治療のプロセスをエビデンスとして効果検証される社会に向けて、ICT や AI が担う役割は大きい。

■ICT を効率的に活用できない場合のコスト増加

利活用可能なテクノロジーは様々な分野で今後も進展を続けるに違いない。

例えば、大手ネット通販の衣料品メーカーは身体のサイズを一瞬で計測できるセンサー内蔵式ボディスーツを開発し、無償配布している。スマートフォンのアプリと接続してスリーサイズはもちろん首回り、身丈、股下、手首、足首、太ももなど、着るだけで全身を採寸する。このデータを基に商品を発注する仕組みで、ネット通販のネックとなる試着と返品、さらに不要な在庫をなくすことにもつながる。

腕時計や洋服など身につけるウエラブル端末は、ネットとつながることで 24 時間のデータ測定が可能となる。食前、食後、安静時の体温や血圧、血糖値などのデータ化、薬剤服用後の変化の追跡が期待される。データ解析によって患者ごとの疾病管理・健康管理などがきめ細かく進められる。

このほかにも、がん等の患者の化学療法管理、再生医療、遺伝子治療、認知症患者の行動分析などへの期待が高まっている。診断や診療の支援、看護支援システム、ロボット開発と AI の進歩により自動診断の汎用化の道も遠くない。オンライン診療、遠隔診断等も医療、介護の効率化、省力化を大きく前進させるに違いない。

しかし一方でこうした技術革新等がコスト拡大に結び付いていくのも事実だ。ICT で得られたデータを共有化する視点が欠かせない。電子カルテなどが普及しているにもかかわらず、異なる施設の間や医療と介護の間での情報共有が進んでおらず、重複検査・診療・投薬の無駄は省けていない。これはインターフェイスの問題だけではなかろう。ICT データが共有化されなければ、結果として ICTは診療の質は向上させるものの、コスト増を招くもの扱いされてしまう。医療従事者の負担を増加させ、保険診療の効率を引き下げることになるため、情報共有による効率化の視点もセットで考えなければならない。

■大量のデータ解析による根拠ある保険制度の見直し

将来の労働人口不足を乗り越えるためには、医療や介護の効率化、省力化は欠かせない。データの共有化による利活用を地域で進め、効率化を図りながら地域医療に貢献していく姿勢が求められる。

国家資格がなければできない業務とそうではない業務の整理、機械化が可能な業務、人件費面から見てより安価な人が担える業務の洗い出し、採用の需給バランス、などの視点に立って業務効率を追求することで、職員一人当たりの労働生産性を高め、給与や教育研修コスト等を捻出できるようになる。

もちろん医療法や診療報酬において、規定されている人員基準があるため、おいそれと人員を削減できるものではないが、頭数の評価からアウトカムや診療実績に基づく評価へとシフトしていることを念頭においておきたい。2018 年診療報酬改定において、人員の専従配置、常勤換算等を緩和してきている。一部は点数の引き下げを伴っての実施となっている。

もちろん、これら規制緩和によって医療そのものの質が落ちては話にならない。従来、質は見える化が困難であったが、幸いなことに質を図れる、カルテ、レセプト、DPC、特定健診、介護保険データなど、実績データが得られる環境が整っている。

診療報酬の改定時も根拠データに基づいての議論が主流になっている。かつてのように発言力の大きい一部の団体や個人の影響が色濃く反映されたのとは一線を画するようになってきている。医療保険制度の見直しに当たっても大量のデータ解析の結果が何よりも、ものを言う社会となっている。

■「経験」と「勘」からデータに基づいた経営戦略への転換

科学技術の進展によって、人が行う業務のうち代替可能な部分をAI（人工知能）・ロボット、ICT、IoT（Internet of Things）が担う時代が近づきつつある。これら自律的な最適化を可能とする技術的ブレークスルーを活用するのが「第4次産業革命」だと「日本再興戦略2016」（2016年6月閣議決定）では明言している。蒸気機関がもたらした第1次産業革命、電力・モーターがもたらした第2次産業革命、コンピュータがもたらした第3次産業革命に次ぐ第4次産業革命は、人口減少問題など現代社会の課題をAI等の技術で解決しつつ、消費者の潜在的ニーズを呼び起こすことで新たなビジネスを創出しようとするものである。

政府が2018年6月15日に閣議決定した未来投資戦略2018－「Society 5.0」「データ駆動型社会」への変革－には次世代ヘルスケア・システムの構築が示されている。

大きなポイントとしては、①個人に最適な健康・医療・介護サービス、②医療・介護現場の生産性向上、③遠隔・リアルタイムの医療とケアである。これらはAI、ロボット、ICT、IoT抜きに進展はあり得ない。2020年以降、「データ爆発」と呼ばれる大量データ通信時代がこれらを後押しする。

個人の健診・診療・投薬情報は医療機関等の間はもちろん、全国的な保健医療情報ネットワークによって共有される。患者の健康状態や服薬履歴等を本人や家族が随時確認することで日常生活の改善や健康増進につながるPHR（Personal Health Record）も進み、健康寿命の延長にも期待がかかる。超早期からの認知症予防から発症後の生活支援・社会受容のための環境整備が進み、自治体・研究者・企業等が連携して「認知症の人にやさしい」製品やサービスが創出されていく。

日本のお家芸ともいえるロボット産業を人手不足やサービス部門の生産性の向上に結びつけると同時に、世界市場を切り開く成長産業に育成する戦略を政府は「ロボット新戦略」として推進する。自動運転に代表されるようにロボット技術は「自律化」、「情報端末化」、「ネットワーク化」によって劇的に変化しつつある。単なる作業ロボットから質の高い新たなサービスを提供できる知的ロボットとして進化させるには膨大なデータが欠かせない。

ロボット技術を含め、次世代ヘルスケア・システムの構築の実現には様々なデータベースが必要となる。ビックデータと称されるNDB情報、DPC（診断群分類）情報、"重症度、医療・看護必要度"、FIM・Barthel Index（ADL評価）、SOFAスコア（生理学的スコア）、医療区分など実際の診療に基づく"診療実績データ"の整備収集がすでに始まっている。同様に介護についても要介護認定、介護保険レセプト、VISIT（monitoring & eValuation for rehabIlitation SerVIces for long-Term care、通所・訪問リハビリテーションの質の評価）などのデータ集積が始まり、さらにCHASE（Care, HeAlth Status & Events、リハビリテーション以外の介護サービスの介入、状態等のデータ）情報の収集及び解析の体制が整いつつある。

「第4次産業革命」の次は、バイオテクノロジーが「第5次産業革命」をもたらすと期待されている。ヘルスケア分野は科学的技術の進展によって産業と深く関与して発展する可能性が極めて高い。

これまで「経験」と「勘」と「度胸」で行われてきた感が否めない医療及び介護の経営者は経営環境の変化を読み解き、データに基づいた未来の経営戦略を練ることが欠かせなくなる。

III
これから
重視すべき
経営戦略

III これから重視すべき経営戦略

10 診療の質を高い水準で確保する：質の均一化と適正評価

■マンパワーの数による評価方法は限界を迎えている

　医療の質は世界レベルで標準化が進んでいる。どれだけ標準化されたかで評価がなされる。急性期、慢性期の機能にかかわらず高いレベルが求められる。

　これまで、医療法や診療報酬制度においては、医師や看護職員の配置基準が定められ、マンパワー数が多いことで"医療の質が高い"と判断されてきた。

　これは医療の質を図る的確なツールが揃っていなかったことの裏返しである。しかし、診療実績データ等を分析することで質の高さや効率性を測定できるようになってきている現在、確かに良質な医療のためにマンパワー数は必要であるが、マンパワー数イコール良質とは言い難い。

　少子高齢化が進む中、このままいけば医療や介護産業の働き手が足りなくなるのは必至である。海外の労働者の手を借りるにしても相当数が必要となる。つまり、数だけの評価方法では限界がきているといえよう。

■機能を高い水準で確保しておくことが肝要である

　今日、評価の対象として求められているのは、表5のような診療実績データである。

　これらの診療実績データはDPC/PDPS制度と同様に、すべて数値で管理ができる。それをICTや

表5　診療実績データ（2018年度診療報酬改定時点）

	主な診療実績項目
急性期医療	"重症度、医療・看護必要度"の該当患者割合 診療密度（1日当たり包括範囲も含めた出来高点数） 救急搬送件数・入院率 手術件数や化学療法、放射線治療、救急受入等の実績 在宅復帰・病床機能連携率 診療科別（MDC別）の1床当たり年間患者数　など
回復期医療	在宅等からの直接入院割合 自宅等から緊急入院の受入実績 在宅医療の提供実績 FIM利得などリハビリテーション実績 介護保険サービスへの移行割合 在宅復帰患者割合　など
慢性期医療	重症患者（医療区分ⅡとⅢ）該当患者割合 医療区分別1日当たり平均点数 在宅等からの直接入院割合 自宅等退院患者割合　など

Ⅲ. これから重視すべき経営戦略

AI の力を借りて効率化を進めることである。アウトカムをきちんと出すことができれば、マンパワー数だけにこだわる必要はない。

単純に病室面積や人員配置の施設基準を満たしたところで、「どのような状態の患者に、どのような質の医療が提供できるか」という点が確保されていなければ本質を外れてしまう。標準化の指標ともされる疾病別のガイドラインもEBMにより各学会で策定されている。対象とする患者や医療機関

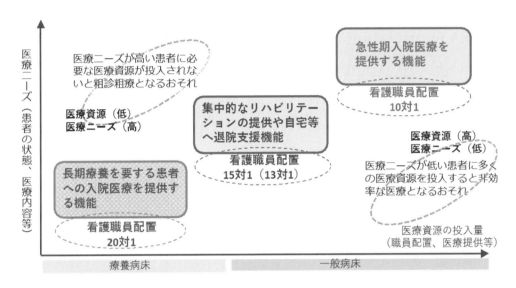

図 4A　入院医療の評価の基本的な考え方（イメージ）
中央社会保険医療協議会総会（2017 年 11 月 24 日）資料－入院医療その 7、p56 をもとに作成

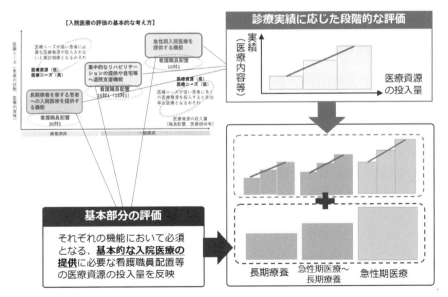

図 4B　二つの評価の組み合せによる入院医療の評価体系の考え方（イメージ）
中央社会保険医療協議会総会（2017 年 12 月 6 日）資料－入院医療その 8、p9 をもとに作成

が担う役割が明確になれば、それにふさわしい人員配置体制や設備基準が自ずと決まってくるはずである。これが効率化されるごとに基準は変動するはずである。

受診患者の容体が一律でないのに、単純に平均在院日数や日当点、医療材料費や薬剤費、人件費などを比較しても、本来意味はない。しかし、DPC/PDPS 制度の誕生によって、患者の状態ごとの医療資源投入量と対価が標準化されてきた。同一状態で比較するベンチマークも今や当たり前となった。

提供する医療の中身を同じ土俵の上に乗せ、公正に整理・分析した上で、それを適正な評価に結びつけるのが DPC/PDPS であり、急性期医療のデファクト・スタンダードとされているのも当然のことであろう。

長期入院を想定した療養病床も、ただ長期療養が必要な患者をずっと入院させておくためだけの病床ではなくなってくる。医療施設である限り、目に見えた ADL の向上による在宅復帰への通過点であることを認識しておきたい。療養病床といえども病院は生活の場ではない。生活の場の提供と生活を支えるのは介護医療院制度を含む介護保険が担うミッションである。

さらに、精神病院も、医療施設である限り社会的入院は認められず、容体に合わせて患者を地域に移行することが求められる。地域の連携紹介の輪の中で存在感を示すには医療機能を高め、高い水準で確保しておくことが肝要である。

厚生労働省は今後大きく変動・多様化する医療ニーズと支え手の急速な減少に向けて、2017 年 11 月と 12 月に今後の入院医療の評価の基本的な考え方を示している（図 4A、図 4B）。

具体的には、看護職員配置等のマンパワー数に対する基本的な部分と、医療ニーズの変化に対応した診療実績に基づく段階的な評価の部分とを組み合わせた評価の考え方である。これを受けて、一般病棟入院基本料制度は急性期入院基本料や地域一般入院基本料として、再編・統合となった。とくに 13 対 1 入院基本料と 15 対 1 入院基本料は、地域一般入院基本料となっているように、急性期の名称が外れ、原則急性期ではないことが報酬上も明確になっている。基本部分の基準と診療実績に応じた段階的な評価によって、今後は急性期、長期療養等を問わず、診療実績が高ければ高い評価、低ければ低い評価がもたらされることになる。

医療（診療）の質を高く保つという考え方は未来永劫変わるものではなく、また変わってはいけないものである。常に質の向上を追求し続けなければならないだろう。

III これから重視すべき経営戦略

11	経営データ重視のマネジメントにシフトする：時代に合わせた姿の追求

■利益幅の大きな分野は引き下げられ、再配分される

　前述の図 4A にある「医療ニーズの高い患者に必要な医療資源が投入されないと粗診粗療となるおそれ」や「医療ニーズが低い患者に多くの医療資源を投入すると非効率な医療となるおそれ」は、今後を示唆する極めて重要な言葉である。とくに後者は医療費の節約に貢献するキーワードになっている。出来高医療部分を中心に影響してくるに違いない。"素診素療"の姿勢が求められてこよう。

　従来は、患者の状態に関係なく、高度で急性期な機能を有する医療機関にかかるのが当然であったが、高齢者の増加と財源難もあって、そうも言ってはいられない。患者の状態に合わせた機能の医療機関にかかるように、シフトさせようとする姿勢がこの言葉となって記されている。

　俗にストライクゾーンと呼ばれている「急性期入院医療を提供する機能」、「集中的なリハビリテーションの提供や自宅等への退院支援機能」、「長期療養を要する患者への入院医療を提供する機能」にジャストフィットする機能を有することが求められる。

　この一環として、外来で可能なものは入院して行うのではなく外来で極力行うことが求められるのも当然である。

　診療報酬改定では、人の数量評価から、診療実績やアウトカム評価という名のもとに、診療の中身にまで影響を及ぼす内容が行われている。点数改定の大原則は、社会環境の変化への対応と財源の再配分である。再配分としては政策誘導のための新設点数等はあるが、既存点数については利幅の大きな分野を削り、その財源を不採算あるいは利幅の少ないところに振り替えることが点数改定の使命でもある。これは介護保険でも同じである。

　したがって、利幅の大きな医療事業が永遠に続くことはないため、常に時代の変化に合わせて病院のあるべき姿を追求していくことが欠かせない。この観点から過去の経営データに固執せず、未来に向けた新たな経営指標を見出すことが必要となる。

　外来患者数、入院患者数、病床利用率、平均在院日数、1 日当たり診療単価といったベーシックな管理項目だけでなく、「10.診療の質を高い水準で確保する：質の均一化と適正評価」にあるような切り口のデータも、自院独自に分析していくことが求められる。こういったデータを信頼できる他の病院群と定期的に比較するベンチマーク手法はとても有効である。質を高めていくならば、ベンチマーク相手を慎重に選ばなくてはならない。

45

III これから重視すべき経営戦略

12 労働生産性向上を意識する：
戦略的経営管理の導入

　質の向上と並行して効率化、規制緩和が進むごとに病院経営は影響を受ける。今後の病院経営のカギは労働生産性の向上であるといっても過言ではない。ただし、そのために人の数を減らして医療サービスが低下しては意味がない。ここが他の一般産業とは一線を画するところである。

■日本の労働生産性を向上させる

　日本の労働生産性について、フェルドマン（Feldman RA）が興味深い考察を行っている。彼の考察では、老齢化が進む日本経済では生産年齢人口が減ることにより、人口 1 人当たりの所得を押し上げることが難しい状況になっているため、労働生産性を上げるしか、1 人当たりの所得水準の維持ができないとしている（フェルドマン、1996 年）。このことを以下の公式で説明している。

　　$Y/P = Y/L × L/J × J/P$

　　（1 人当たりの所得）＝（労働生産性）×（労働参加率）×（生産年齢人口比率）

　　Y：総所得、P：総人口、L：雇用者数、J：生産年齢人口

　これからの日本経済を考えると、労働参加率（雇用情勢の厳しさ）と生産年齢人口比率（少子化傾向の強まり）は向上することが期待できないため、われわれの所得を維持するためには労働生産性の飛躍的な向上しかない。

■病院も戦略的経営管理の導入で労働生産性を高めていくべき

　病院においても、当然ながらこの労働生産性を高める知恵と努力が要求されることとなる。例えば介護保険を考えてみよう。介護保険適用の病床では要介護度によって報酬が決定され、ランクの高い患者を集めると報酬が高くなるものの業務量も増加する。この時に介護業務を科学的に解析し、生産性を高める仕組みを考える必要がある。もっと広い視野で見るならば、戦略性を持った経営管理の導入によって、労働生産性を高めていくことを病院経営陣は常に考えなければならないのである。

　上記のように日本経済の環境変化を考察すると、病院は以下の条件のもとで生き残りを図らなければならないことになる。

・市場原理の力には逆らうことはできない
・日本経済には大きな成長を期待することはできない
・労働生産性を飛躍的に高めなければならない

　今の延長線上で経営を続けていても現状維持すらできないことは明白であり、激変する経営環境に真に適合する経営体質改善が要求されているのである。これはまさに、病院経営管理のあり方そのものの改革が問われていることにほかならない。

III これから重視すべき経営戦略

13 地域から支えられる医療機関となる：職員の潜在能力の源泉となるもの

　地域における人口減少、疾病ごとの受療率、高齢化率、出生率などはすべてがビッグデータとして捉えられる時代となっている。しかも、医療機関ごとの医療提供状況や質も病床機能報告制度によってガラス張りとなってきている現状で、取りうる戦略は限定される。これが地域医療構想の狙いとも言える。

　2020年以降にオンライン資格確認が進む。保険の資格喪失後受診チェックや高額療養費限度額適用認定証発行、特定健診結果や薬剤情報の照会、NDBと介護データベースの情報連結による分析の向上などが期待されている。地域の特性がさらに見える化されていくに違いない。

　このような状況下において、戦略立案に重要なことは、医療機関内の部門連携もさることながら、その地域における経営環境変化を見通した環境適合力が問われる。まさに地域とどう共生していくかが問題となる。院内だけの統合機能だけではなく、院外の様々な限られた経営資源（連携先、競合先、その他の医療施設、介護施設、在宅サービス、ボランティア等も含めて）を、自院の強みと弱みを踏まえて統合できる眼力が問われる。これが実現できると、地域を支え、地域に支えられる医療機関になれるはずである。

　地域を支え、支えられているという意識は、職員の潜在能力を自ずと引き出すことにおいても極めて重要である。今後の経営のキーは地域の将来を見据えて、環境適合させる力（共生力）であると言える。そして、その結果として生まれる職員のチーム力とその地域への貢献意欲と言えるのではないだろうか。

　「地域チーム医療」という高い視点と誇りを持って職員が働ける場づくりは経営者の役割である。自法人を問わず、貢献度の高い者に表彰のような形で評価する工夫があれば、職員の潜在能力の向上につながるはずである。

IV
これからの
病院経営を
成功に導くカギ

Ⅳ これからの病院経営を成功に導くカギ

14 理事長/院長と経営幹部に必要な意識改革

■しなやかで強い組織づくりこそ経営幹部の使命

　ここまで病院経営を取り巻く環境の変化を様々な角度から記してきた。この先、多難な病院経営が待ち受けていることは明白で、理事長/院長をはじめとする経営幹部が真剣にその業務に取り組まなければ荒波は乗り越えられない。

　部門ごとに機能をブラッシュアップさせ、年功序列の長所と短所を踏まえた抜擢人事も民間病院ならばできる武器である。頑張っている人が報われる、良い意味での「えこひいき」があっても良いのではなかろうか。

　経営理念を実行するために部門責任者の集合体は、喧々諤々と自由闊達な意見が出し合える本当の会議が必要である。よく病院で目にする上から下への伝達会議ならば、電子メールと開封チェック機能に委ねれば済む。

　各部門においても部門ごとに作成される改善目標をいかに担当者が理解して実行できるようにするかの具体的な意見出しと取りまとめが必要である。

　経営幹部がこれらのプロセスを我慢強くブレずに実行に導いていくかが組織醸成の最大のポイントと言える。しなやかで強い組織にするためには、働き手により多くの成功体験を重ねてもらうようにすることと、それを発表する場を提供することである。院内学会の開催、地域や全国規模の学会に発表の場を設けている病院は少なくない。全国学会に参加する際は、理事長/院長、看護部長、事務長等の幹部が発表者とご当地料理を一緒にとり、日頃の労を労いつつ、密なコミュニケーションを図ることも有効である。飴と鞭ではないが、人には感情があることを意識して、どうすれば気持ちよく働いてもらえるか、その人の能力を向上させられるかを幹部は常に意識しなければならない。働く人の価値を上げることは組織の価値の向上にもつながる。

　"しなやかで強い組織づくり"という使命を定期的に再認識している組織は、少々の制度改革ではびくともしない。変化に敏感かつ的確に対応する組織にしていくリーダーが経営幹部でなければならない。

■病院トップ自らの使命感が重要

　近年の厳しい環境下で、「もう病院経営を辞めたい」と思っている理事長/院長は少なくない。その苦しい思いを乗り越えて、経営を継続するためには、以下のような使命感を持ち、実行する覚悟が必要である。

　〈トップに求められる使命感〉
　①人"財"の育成と雇用の安定
　②より良い医療・介護を提供するための研究開発

③働き手の満足度と患者の満足度の向上

④医療と介護を通じた地域住民の生活を支える姿勢

⑤将来を見通した経営と組織の発展

これらの使命感を認識して、着実に実行していく覚悟を決めることが、厳しい環境下においても病院経営を続ける病院トップの心の支えになる。逆に言えば、この使命感と覚悟がなければ勝ち残っていくことは極めてむずかしいと言えよう。

病院の未来を決定する組織風土の醸成という戦略

病院の激務の中で、忙しさを厭わず、しかも高い生産性を就業時間内で目指す組織風土の醸成が必要不可欠である。

承知のとおり、病院の医療現場はハードであり、バーンアウトする看護師も多い。入院期間が短縮化しているため、十分な人間関係を構築する間もないままに患者さんが退院するケースも少なくない。過去とは違った面でストレスを感じる職員が多いのも当然のことであろう。メンタルヘルス対策は病院にとって重要な経営課題となっている。

子育て中の職員も増えている。保育所の有無は人材確保の大きなカギを握るようになっている。最近では単なる子どもの預かり機能ではなく、語学教育や食育といった付加価値を持った保育所を作る病院もある。その保育所を目当てに就職を希望する看護師や医師等がいる時代である。

一時期廃れていた病院の職員旅行や運動会、院内学会などが復活している。病院の未来を作っていく若手職員が率先してこうしたイベントの企画を練っている病院は活気に満ちている。

しかし、このような職場においても、生産性向上を推進する部門別改善活動や部門連携改善活動は職員にとってかなりの負担となる。また、職員を牽引するリーダーでもある理事長/院長や現場管理者は、職員の動機づけ理論についてもきちんとした考え方を持っておかねばならない。

前述のように実際に忙しさを厭わない風土を醸成している病院がある。これらの病院に共通しているのは、理事長/院長自身が仕事に没頭していること、そして、その理事長/院長の背中を見て職員が奮い立ち、働き続けていることである。このような理事長/院長の姿が語り継がれ組織文化となって伝承されている病院も多い。こういう風土が一度醸成された病院は強い。

忙しさを厭わない風土は急性期病院にとって必要不可欠である。組織風土が後ろ向き（マイナス思考）であると、あらゆる戦略の推進の妨げになる。組織風土は戦略よりも実は重要であり、そういう意味では病院の未来を決定すると言っても過言ではない。

理事長/院長による部門間レベル調整

医療機関は常に各部門のレベルが変動している。これを調整できる者は理事長/院長であり、この業務ができなければ理事長/院長失格と言える。

病院理念から展開される部門ごとのレベル設定は最終的には理事長/院長によって決定される。経営環境の変化や各部門長の力量の違いから各部門のレベルは常に変動する。基本的には優れた部門が他部門のレベルを引き上げなければならないが、他部門とのレベル格差の歪みのツケは患者に回されるので注意する必要がある。人気のある診療科には外来患者が殺到するが、その患者の会計処理レベルがお粗末であると、その歪みは患者の長い長い待ち時間となって現れるだろう。

急性期病院においては部門の中心が救急や手術・処置部門となり、他の部門を牽引する場合が多い。手術室のレベルに応じることができない部門が出てきた場合は、理事長/院長は的確な改善策を早急

に講じる必要がある。また、診療科間の調整や診療科の構成見直しなど医師のマネジメントについては、理事長/院長の最も重要な戦略決定業務だと言える。

■まずは経営管理理論から

病院経営管理の再構築を考えるにあたっては、まずは経営管理理論を押さえておくべきである。経営幹部は、その理論を参考にしながら、いかに自院に最適な病院管理を見出して、どのように取り組むべきかを考える必要がある。そこで、参考までに代表的な経営管理理論を「参考［2］　知っておきたい経営管理の理論　病院に導入するために」として紹介する。

Column❶ 震災時の医療機関 BCP

②対策本部の設置

建物の構造体が無事であれば、院内（なければ近隣）に災害対策本部と臨時受付を設置します。対策本部や患者の集合先は、最も強固なフロアに設定します。必ずしも 1 階が安全とは限らないので、当該建物の設計士などと相談して場所決めを行っておきます。

場所が決定すれば、集まった職員で暫定的な指示命令系統を決めます。暫定の本部長・副本部長をすみやかに選び、当日の役割分担を決定します。この時、院内にいるスタッフで実際に指示命令ができる人を選ぶことが肝心です。事前に決定していても夜間や出張中で本人が出勤不可では役に立ちません。

続いて、本部長・副本部長を支える補佐役を「院内連絡」、「院外連絡」、「急患受入」、「設備の損傷対応・安全確保（エレベーター内、トイレ個室なども）」、「ライフライン（電力・上下水道・ガス・石油・通信）確保」、「物資調達（日常取引業者とそれ以外）」、「周辺アクセス道路、電車・列車の被災状況把握」などの役割ごとに決定し、人員に余裕があればバックアップスタッフも配置します。ノート、ペン、ホワイトボード、カレンダーの裏紙などの大きな白紙、ビニールテープ類を多数用意します。ホワイトボードの記録は携帯やスマホで写真に撮って残すようにします。

また、病院周辺の白地図を用意して、通行不可の道路をマーカーで塗り分けると、とても便利です。

IV.これからの病院経営を成功に導くカギ

> **参考**　**［2］知っておきたい経営管理の理論　病院に導入するために**

◎経営管理理論の学説の分類と流れ

　経営管理の理論には、様々な学説があり、時代とともに変化し、また扱う領域も拡大している。岸川善光は、『経営管理入門』（1999年）で、これらの学説の特徴をよくまとめている。ここでは、その岸川の総説をもとに、まず経営理論の学説の流れを紹介する（❶）。なお、ここにあげた①古典派的管理論、②集団論的管理論、③組織的管理論、④環境論的管理論、⑤戦略的管理論の五つのカテゴリは稲葉元吉の『企業経営理論』の分類に基づいたものである。

❶　経営管理の学説

分類	学者	学説	特徴
古典派的管理論	テイラー Tailor FW	『科学的管理の諸原理』（作業の科学化はIEの基本をつくる）	経営管理に関する経験、知識、技法を体系化する際、合理性を強調したことである
	フォード Ford H	フォード・システム（徹底した作業の標準化）	
	フェイヨール Fayol H	管理機能を①予測②組織③命令④調整⑤統制の五つの要素に分ける	
集団論的管理論	メイヨー＆レスリスバーガー Mayor GE and Roethlisberger FJ	ホーソン実験（感情の論理やインフォーマル組織の重要性が強調される）	経営管理の問題に人間の行動の追及、人間性の追及を重視する
	リカート Likert R	集団の生産性の高低は管理システムの形態と相関があることを立証する	
	マグレガー McGregor D	X理論－Y理論（個人目標と組織目標との統合を目指すものである）	
	ハーズバーグ Herzberg F	職務の動機づけ要因と衛生要因を発見する	
	マズロー Maslow AH	マズローの欲求五段階説（①生理的欲求→②安全への欲求→③社会的欲求→④尊厳への欲求→⑤自己実現の欲求）	
組織的管理論	バーナード Barnard CI	「経営者の役割」の中で組織には三つの基本要素が不可欠であると説く ①共通目的（a common purpose）：組織構成員の努力が相互に調整され、全体として統合されるためには、共通目的が明確に組織構成員に理解されなければならない ②協働意欲（willingness to co-operate）：組織構成員が自発的に組織目的を受け入れ、その目的を達成するためには、協働意欲が不可欠である ③コミュニケーション（communication）：コミュニケーションとは共通目的と協働意欲とを結合し統合するものである	組織的管理論は行動科学的フレームを用いる点では、集団論的管理論と共通している。しかし、中心的な認識対象は、作業でもなく人間集団でもなく組織の意思決定である
	サイモン Simon HA	組織内部の意思決定過程に関する研究によってノーベル経済学賞を受賞する	
	サイアート＆マーチ Cyert RM and March JG	「企業の行動理論」において、組織における意思決定プロセスを解明する	

53

❶　（続き）

分類	学者	学説	特徴
環境論的管理論	チャンドラー Chandoler AD Jr.	「経営戦略と組織」において組織構造は戦略に従うという命題を提唱する	環境とは何か、環境をいかに認識し、いかに対応するかということに焦点を当てた経営管理論である
環境論的管理論	バーンズ＆ストーカー Burns T and Stalker GM	「機械的システム」と「有機的システム」という概念を開発する	環境とは何か、環境をいかに認識し、いかに対応するかということに焦点を当てた経営管理論である
環境論的管理論	ウッドワード Woodward J	「技術が組織構造を規定する」という命題を生み出す	環境とは何か、環境をいかに認識し、いかに対応するかということに焦点を当てた経営管理論である
環境論的管理論	ローレンス＆ローシュ Lawrence PR and Lorsch JW	ダイナミックな環境変化に有効に適応している組織は、組織内の機能をより分化させると同時により強力な統合機構を発達させている	環境とは何か、環境をいかに認識し、いかに対応するかということに焦点を当てた経営管理論である
戦略的管理論	アンゾフ Ansoff HI	「企業戦略論」において意思決定の種類を三つに分類する ①戦略的意思決定：主として企業と企業外部（環境）との関係に関わる意思決定である ②管理的意思決定：経営諸資源の組織化に関する意思決定で、その中心は組織構造、業務プロセス、資金調達などに関するものである ③業務的意思決定：経営諸資源の変換プロセスの効率化に関する意思決定で、その中心はマーケティング、財務など各機能別の業務活動目標や予算などである	戦略的管理論は企業の維持・存続・発展のために、企業を取り巻く外部環境への創造的適応に焦点を当て、企業の適応性を追及した学派と言える
戦略的管理論	スタイナー Steiner GA	包括的な経営計画論の体系を構築する	戦略的管理論は企業の維持・存続・発展のために、企業を取り巻く外部環境への創造的適応に焦点を当て、企業の適応性を追及した学派と言える
戦略的管理論	ポーター Porter ME	『競争の基本戦略』において、競争戦略の三つの基本戦略（コスト・リーダーシップ戦略、差別化戦略、集中戦略）を説く	戦略的管理論は企業の維持・存続・発展のために、企業を取り巻く外部環境への創造的適応に焦点を当て、企業の適応性を追及した学派と言える

岸川善光：経営管理入門、1999 年をもとに作成

◎主な学説から

　以下、岸川の総説（1999 年）をもとに、病院経営に導入できるいくつかの学説の要点を挙げてみる。

〇組織の分化と統合パターンと環境の関係説（ローレンス＆ローシュ）

　病院の特徴として各部門が国家資格を保有する専門集団であり、セクト主義に陥りやすいことを考えると、ローレンス＆ローシュによる経営管理の研究成果に注目しておく必要がある。彼らの学説（❶）を病院組織に置き換えれば、部門間の連携強化というものにどのようにして取り組んでいくかが最重要課題となる。また、経営環境の変化は今後さらに激しさを増すことから、戦略的管理論の重要度も増す。

〇競争戦略（ポーター）

　今後は医療機関の淘汰が加速される可能性が高く、ポーターが提唱する"競争の基本戦略"（❶）についても精通しておく必要があるだろう。ポーターは、"競争戦略"を①コスト・リーダーシップ戦略、②差別化戦略、③集中戦略の三つに分けて説いている（❷）。

①コスト・リーダーシップ戦略

　「同一製品サービスを、競合企業に対して低コストで生産し、コスト面で優位性を確保する戦略である。この戦略は経験曲線効果（製品の累積生産量が 2 倍になると、単位当たりコストが 20〜30％低減する）を活用することによって実現する」という。

54

❷ ポーターの三つの競争戦略

タイプ	戦略スタイル	競争力の源泉	ポイント
①コスト・リーダーシップ戦略	競合よりも常に低コスト（原価低減力も問われる）	・症例件数を多く積むことで、学習効果をいかに高めることができるか（データの蓄積が大きな財産）	低コストかつ高品質を徹底的に追求
②差別化戦略	全く異なるサービスの提供	・先端医療技術力の保有と発揮 ・部門ごとのレベル向上 ・部門連携強化（診療科連携） ・施設連携強化による複合サービス力の強化	小さな差別化ではなく、突出した大きな差別化
③集中戦略	特定分野への絞り込み	・経営資源を投資集中し、競合優位性を達成	自らの強みを活かせるセグメントの活用

　医療機関に置き換えるならば特定分野の手術や治療に特化することによる学習効果とコスト削減効果は大きいと言える。しかし、特定分野の手術や治療に特化しながら市場占有率を確保できなかった時のリスクを同時に背負うことにもなる。診療報酬点数によって医療機関のサービスは原則的には全国同一価格となっている。今後の包括化の流れを考えると、提供するサービスの原価（コスト）管理が大きく問われてくるであろう。

②差別化戦略

　「自社の製品・サービスに何らかの独自性を出し、競合とは全く異なる効用を提供することによって顧客をひきつけようとするやり方」である。

　医療機関の場合、注意すべきは顧客ニーズの捉え方である。顧客ニーズには、「病気を治してもらいたい」という本質的なもののほかに、「心理面をサポートして欲しい」、「在宅での支援を行って欲しい」、「インフォームド・コンセントを明確に行って欲しい」、「病室の療養環境を優れたものにして欲しい」等様々なものがある。これらを考慮してどのニーズの組み合わせにスポットを当てて差別化していけるかがポイントとなる。

　また、一つひとつのサービスにおいて他施設との明確な差別化ポイントを保有することは当然のことであり、介護保険サービスの自己評価基準はこの部分を明確に評価しようとしたものである。例えば広島県介護サービス自己評価基準（介護老人福祉施設及び介護老人保健施設）（❸）では4段階としている（評価項目は日常生活援助サービス、専門的サービス、その他サービス、地域連携、施設設備環境、運営管理と多岐にわたる）。

　介護老人福祉施設および介護老人保健施設における食事の際の保温に対する配慮では、Bランクは入所者が食事をとる場所に、スモールキッチン（流し、冷蔵庫、電子レンジ等）を設ける等により、温めることや冷やすことができる。AランクはBを満たした上で、バイキング方式をとったり、常設喫茶等を設けさらに献立を増やし選択できる等の優れた取り組みをしている、との評価が設定されている。まさに差別化ポイントが問われる。

③集中戦略

　「コスト・リーダーシップ戦略と差別化戦略が業界全体を対象としているのに対して、市場を細分化して特定のセグメントに対して資源を集中する戦略」である。

❸ 広島県介護サービス自己評価基準（介護老人福祉施設及び介護老人保健施設）

評価	説明
A	B のサービス内容をすべて満たした上で、施設として優れた取り組みを行っている場合が該当します
B	必要とされる「施設の標準的なサービス」を満たしている場合が該当します
C	努力はみられるが、B の内容の一部しか満たしていない場合が該当します
D	B の内容のいずれも満たしておらず、その配慮等もなされていない場合が該当します

広島県地域福祉課ホームページより（2018 年 5 月）

　医療機関の場合は対象疾患を絞り込む戦略と言える。

　医療機関は自らの強みを活かすことができるセグメント領域に特化し、その領域で差別化を明確に行い、地域でのブランドイメージを構築することが重要である。また、特定のセグメントに経営資源を絞り込む集中戦略は、経営資源そのものが制約される中小医療機関にとっては必要不可欠な戦略である。しかも、これは、あらゆる面において経営効率化と医療およびサービスの質を向上させるカギを握っていると言っても過言ではない。

◎経営管理のプロセス理論

　また、医療機関の管理者は経営管理のプロセスについても基本を理解する必要がある。ここではテリー＆フランクリン（Terry GR and Franklin SG）の理論に従って、管理過程を紹介しておく。テリー＆フランクリンによれば管理過程を、

①計画設定（Planning）、②組織編成（Organization）、③動機づけ（Motivating）、④統制（Controlling）の四つに区分けしている。後章で述べる医療機関の経営会議は、この経営管理のプロセスを実行する核として機能させる必要がある。

■文献

岸川善光：経営管理入門、同文舘、1999 年

IV.これからの病院経営を成功に導くカギ

IV これからの病院経営を成功に導くカギ

15 部門間の連携と統合

地域住民と患者、連携すべき医療と介護のサービス提供機関それぞれを顧客と位置づけ、それぞれの満足度を探求すればするほど、環境にスピーディーに適合できる柔軟な組織構造が必要となる。その時のカギは部門間の"連携"および"統合"である。

　医療機関において、これからの医療サービスの課題で最も重要となるのは"真の顧客満足"の達成である。これは病院全体の取り組みとして、医局を中心として院内の全部門を巻き込む必要がある。各部門が、それぞれ顧客満足度向上の課題を考え抜き、自部門のサービスレベルを向上させなければならない。同時に各部門の連携強化を考えなければならない。

■専門家集団の病院だからこそ部門間の連携が重要

　経営学者の野中郁次郎は、ローレンス＆ローシュ（参考［2］❶参照）の研究を評して、「ダイナミックな環境変化に有効に適応している組織は、組織内の機能をより分化させると同時に、より強力な統合機構を発達させている」としている（野中、1980年）。言い換えると、「組織が分化しているだけでは、諸部門の活動はバラバラになり、組織は最終的に分解する恐れがある。したがって、**組織内の分化が進めば進むほど、質の高い統合が必要になる**」ということである。

　病院であれば、この理論は真剣に導入を考えるに値する。というのも、承知のとおり、病院内組織は、各々の部門が国家資格を保有する専門家集団であるためにセクト主義に陥り、統合しようにも部門間連携ができていないばかりか、連携の意識さえ希薄である。チーム医療の時代であっても、名ばかりのチーム編成である病院も少なくない。例えば、リハビリ部門長と看護部長のミーティングは一般的だとしても、頻度に関しては最低限というケースは稀ではないようだ。各々の専門家集団がその専門性を深める努力をするのは当然のことながら、同時に環境の変化に対応するために必要な部門間の協力状態を作りあげることは最も重要な経営戦略課題なのである。アメリカでは、病院で部門間連携強化のための専門機関が設置されているほどである。

■部門の統合・連携こそ経営環境に適合可

　筆者らは、この経営戦略課題に"部門単独改善活動"と"部門連携改善活動"の二本柱で取り組むことが最適であると考える。

連携は、病院内の部門間だけにとどまらず、医局の診療科医師の間にも求められる。これまでのように内科や外科といった分類では医療は適応できなくなってきており、臓器別に、脊髄・関節外科センター、血液浄化センター、消化器病センター、呼吸器センター、糖尿病センター、心臓血管センター、脳卒中センター、救急センターなど、"センター構想"を採り入れるところが増えてきている。総合診療科を設置する医療機関もある。一方で、高齢患者に多い多重疾患に対応できるよう「総合内科制」あるいは「大内科制」といった名称であらゆる内科対応制を導入する医療機関もある。これらは、診療科ごとの医師のセクト主義を取り払い、連携力が発揮されることを期待しての戦略である。

　また、最近のダイナミックな経営環境変化に対応した経営戦略を構築するためには経営環境変化の因子を鋭く分析することは当然であり、筆者らが考える経営管理はこの環境変化に適合させる戦略をも包含するものである（図5）。

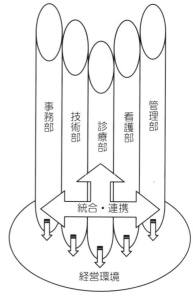

図5　経営環境適合概念図

Column ⑦　震災時の医療機関BCP

③非常時の体制

　本部では、職員の出退勤状況を管理（停電などでシステムダウン時はノートで出退勤管理）します。託児所併設の場合、24時間の託児体制をとることで、子どもがいる職員は子連れで出勤してもらうと安心して動き回ってもらえます。

　救急対応する場合、入院患者の状態を確認して、自宅に戻れる人には退院を依頼して病床を確保します。救急部は事務職も含めて増員配置、トリアージ場所の設定とトリアージタグの準備を行い、受け入れ可能な救急体制にあることを情報発信します。

　制服以外の職員は院内の者か否かが一目で判断できるようにビブスのようなものを身に着けておきます（火事場泥棒のような人も紛れ込んできます）。

　病院の車両は震災後すぐにガソリンを満タンにして、物資調達や患者移送に備えます（ハイブリッド車を優先補給させると携帯電話の電源確保にもなります）。あらかじめ、ガソリンスタンドと優先給油契約を締結しておくと、非常用電源の燃料確保がしやすくなります。

　本部長・副本部長の補佐役が行う役割の情報集約と整理を一定時間ごとに行い、ホワイトボードや大きな紙に記入して誰もがいつでも見られるように情報共有体制をとります。

IV.これからの病院経営を成功に導くカギ

IV これからの病院経営を成功に導くカギ

16 職員の潜在能力の発揮

病院が成長・発展するかどうかは最終的には病院で働く人次第である。職員が潜在能力を発揮できる仕組を構築するために、人間の本質を探求し続けなければならない。

■職員が潜在能力を発揮できるために必要な要素

病院で働く職員が自分の潜在能力を最大限発揮できてこそ病院は発展できる。そのためには、筆者らは以下の要素が最低限必要であると考えている。
①理事長/院長の経営理念（社会貢献への高い意欲）
②職員に対する管理者のリード（管理者の動機づけ能力）
③職員の内なる力の尊重（個人の尊重）
④職員の弛まない学習・研究（研鑽）
⑤職員の相互助力（連携）

●①理事長/院長の経営理念（社会貢献への高い意欲）

理事長/院長の経営理念は、職員の動機づけに大きく影響する。言うまでもなく病院は患者を早く治療し、社会復帰させることが使命であり、この欲求レベルが高いほど、診療技術レベルを向上させる。退院時の患者の心から喜ぶ顔を見ることで職員は仕事の価値の高さ（社会貢献の高さ）を実感する。また、診療技術が高くなればなるほど、日本中から患者が集まってくる。診療技術のレベルの高さによってもたらされる社会貢献の実感が、職員を強烈にモチベートすることとなるのである。この理念は経営戦略とも密接に関係することは言うまでもない。

●②職員に対する管理者のリード（管理者の動機づけ能力）

職員の潜在能力を引き出すためには、身近にいる管理者の動機づけが最も大きく影響する。この動機づけを適切に行うための原則として、通常、六つの原則が挙げられる（鍵山整充、1983年）。

第1原則　参画（仕事を成し遂げたいという部下の意欲は、大事な諸決定に参画する機会を与えられるにしたがって増す）

第2原則　コミュニケーション（人は、結果に関係ある情報をより多く知らされるにしたがって、実績を上げようという意欲を増す）

第3原則　表彰（立派な仕事をしたいという意欲は、その人たちの功績が認められるにつれて増大する）

第4原則　権限委譲（人は、仕事に対する決定権を与えられると、その仕事を成し遂げたいという意欲を増大させる）

第5原則　関心（管理者が、部下の仕事の結果に対して示す関心の度合いに応じて、部下は自己の仕事に精を出す）
第6原則　協力（自分の仕事をやり遂げることは、チーム全体の目標達成のため必要不可欠であることを部下に理解させると意欲は高まる）

●③職員の内なる力の尊重（個人の尊重）

　人間は元来、内からのやる気や自尊心、学ぶこと、お互いに学び合うことを求めている。しかしなぜか現代の企業は、セクト主義というか他の部門に口を挟まないように人間の持つ自然の本能を制限し、妨げるような組織を作りあげる傾向にある。人事制度の設計においても、職員を評価することが目的となる人事制度ではなく、職員のやる気をいかに引き出すかが主目的となる人事制度を設計しなければならない。

●④職員の弛まない学習・研究（研鑽）

　病院内で各職員が任された業務をこなすためには必要な知識・能力を身に付けなければならない。しかも、医療技術の進歩が凄まじく、これに対応できるための学習・研究は必要不可欠である。病院の職員は特に研究志向のタイプが多く、この欲求をどう満たすかはやる気を引き出す上で重要なポイントである。今後、この学習・研究は医療技術の蓄積（病院の競争力の源）においても重要であり、病院を挙げて取り組むべき課題である。

●⑤職員の相互助力（連携）

　病院の組織的課題である部門連携の強化を意味するものである。部門連携がうまく行えればサービスレベルは高まることは言うまでもなく、患者にとって喜ばしいことである。この職員の相互助力を生むには、お互いの信頼が基本であることは言うまでもない。このためには現場のトップで働く医師の意識が最も重要であり、派遣された大学の医局ばかりを気にし、病院の方針について無関心であると、病院内に相互助力の風土は醸成されない。大半の民間病院においては、地元の大学の医局により医師人事をコントロールされ、病院方針の徹底ができずに苦心しているが、理事長/院長の理念教育こそがこの壁を破れる可能性を持つ。病院の中で設定されたルールや約束ごとを遵守できない医師や職員がいると、病院の組織運営に不協和音を起こし、組織が崩壊する。院内に相互助力システムを構築するためには、医師および職員一人ひとりが人間性を磨き、組織人として基本行動がとれることが大前提となる。

事例	職員の潜在能力を引き出した病院の例

【事例1】使命が明確な病院

　アメリカのあるカトリック系の病院チェーンでは治療と看護の水準を上げることによって収入を15％伸ばし、赤字を出さずに済んでいる。これは病院の修道女が、自分たちは医療、特に貧しい人の医療に従事しているのであって、単に病院を経営しているのではないことを強く意識しているためであると、ドラッカー（Drucker PJ）は自著の経営論集にて説いている（1998年）。日本の場合でも、特に地域郡部の急性期病院においては、たとえ民間病院でも、近くに公的病院が存在しない場合、地域の急性期医療を支えるという使命感が強烈である。この使命感が全職員を奮い立たせる強力なエネルギーになっていることをわれわれは幾度も経験している。

IV.これからの病院経営を成功に導くカギ

【事例2】患者を早く治したいという願望を貫いた病院

　患者を早く治し、在宅に復帰させるという当たり前の医療を徹底して行うという理念のもとで運営されてきた病院がある。毎日のように自らが現場でメスを握り、頑張り続ける理事長/院長の姿が全スタッフをあらゆる意味でリードしている。病院の手術レベルにふさわしい看護部門とは、薬剤部門とは、リハビリ部門とは何かと自らが問い続け、常に自部門のレベルを向上させる習慣が根づいているのである。この病院においては海外からでも講師を招いて研修を実施し、飽くなき技術の探求をしている。しかも、優秀な医師が鍛錬の場所としてこの病院を選択するようになっているという。とにかく、患者を早く治すという理念であるが故に、職員には忙しさを厭わない風土ができあがり、常に最新の医療・介護技術を探求し続けている。

【事例3】倒産寸前から復活した病院

　倒産寸前まで追い込まれた病院が、ほとんど同じメンバーで毎年数億円の利益を出す病院にまでなった。この病院が再建できた原因には、以下の理由が考えられる。

・理事長/院長が病院の財務データをきちんと理解し、病院の現状を踏まえた上で職員スタッフを病院改善に向けて強烈にリードしたこと

・理事長/院長が病院の財務状況を経営幹部陣にオープンにした上で、医局をも巻き込み月次の明確な数値目標を自らが設定し、自らの実践テーマも明確にできたこと（しかも、月次の経営会議にて目標と実績のギャップまで分析できていたことが業績改善に大きく貢献した）

・部門別の改善活動と部門連携会議を毎年継続できる院内風土が定着したこと。これにより、部門間のコミュニケーションは確実に向上した。また、管理者が他部門も視野に入れ、改善活動が行えるようになったことは大きな成果であった

・地域で唯一の急性期病院であり、地域の急性期医療を何とか支えたいという使命感があった

■職員の潜在能力を引き出すことが経営上の最重要課題

　職員が潜在能力を発揮できるか否かは職員が置かれた環境次第である。筆者らは、前述したように、その環境に影響を及ぼすものとして、五つの要素（理事長/院長の経営理念、職員に対する管理者のリード、職員の内なる力の尊重、職員の弛まない学習・研究、職員の相互助力）を挙げてみたが、管理思想の歴史を見ると、これら要素はまだ不完全な仮説に過ぎず、働く人間の一部の姿であると認識しておく必要がある。働く人間には、まだ潜在している未知なる部分が多くある（図 6）。これらの未知の部分は、"職員の潜在能力を引き出すための手法"で職員を強く動機づけることにより、自ずと見えてくるはずである。

　職員の潜在能力を引き出すことは経営上最重要課題である。そして何よりも理事長/院長がこのテーマに最優先に取り組むことが重要である。しかも、長期的かつ慎重に取り組まねばならないのである。職員が潜在能力を発揮できない企業は長期的には必ず衰退していくのが世の常である。

　もちろん、この潜在能力を引き出す風土を醸成するにあたっては、職場管理者の役割も非常に大きい。管理者は理事長/院長と職員の間に挟まれて、精神的な重圧もあると考えられるが、明日の病院を支える職員の育成のために、日々どう立ち居振る舞うかを考えぬく必要がある。また同時に、病院は組織をあげて管理者教育に取り組んでいく必要があるだろう。

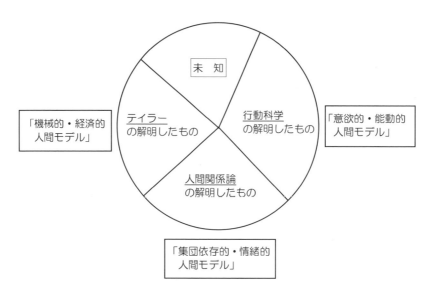

図6　各学説の人間モデル図（鍵山、1983年）

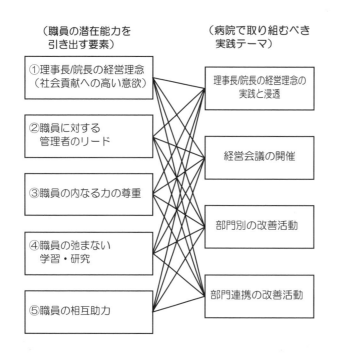

図7　職員の潜在能力を引き出す要素とその実践テーマとの関係

　筆者らは職員の潜在能力を引き出すために、図7の実践テーマを病院で取り入れることを薦めている。図7にあるように、理事長/院長の明確な経営理念のもと、経営会議の開催、部門別および部門連携の改善活動は確実に職員の潜在能力を引き出すことになる。これら活動を通じて、自らが自らの課題と解決策を考え、他部門と競い合い、もしくは他部門と連携することにより、成功体験を蓄積していく。これは病院にとって最大の財産となる。

　参考までに、職員の潜在能力を引き出すためにも重要な「病院における人事制度の設計」と「ヒューマンマネジメント」について、参考[3]、[4]にまとめている。

IV.これからの病院経営を成功に導くカギ

参考　［3］　病院における人事制度の設計について

　人事の目的は、病院組織を成立させ、強化・発展・再生産させるため、職員と組織を活性化させること
にある。故に、人事制度が病院の戦略実施に対してどのような役割を期待して作られているか、そして、
制度（採用・教育・配置・評価・処遇）のねらいがその役割に対して整合性を持ち得ているかという人事
制度の「設計思想」が本質的問題となる。病院の経営幹部陣は、戦略実施のための人事制度が果たす役割
をもう一度見直す必要があるだろう。具体的な人事制度の設計は次のようなステップが必要となる。

・ステップ１：病院理念の再構築（いかなる形で社会貢献を行い、継続・発展していく組織を構築するか
　　　　　　　を明確にする）
・ステップ２：いかなる哲学を保有した人材を採用・育成するか、そして、人間性をいかに磨きあげるか
　　　　　　　（戦略策定および病院の成長・発展は人材の質にかかっている）
・ステップ３：中長期戦略の明確化
・ステップ４：新人事制度の設計思想の構築
・ステップ５：新人事戦略課題の抽出と基本要件の明確化
・ステップ６：現行人事制度からの移行において克服すべき課題
・ステップ７：各制度（採用・教育・配置・評価・処遇）への落とし込み

　病院にはそれぞれ人事制度に歴史があり、しかも、幾度となく修正を加えているので、複雑なものとな
っていることが多い。しかし、一貫性のある制度を目指すのであれば、過去を捨て去り、未来をダイナミ
ックに構築する勇気が必要である。

　上記を踏まえた上で、病院組織の特性を考えると、以下の点に留意して、人事制度を構築していただき
たい。

　人事制度はサービス開発・生産・営業・財務と並び、経営管理機能の重要な要素であり、制度は職員の
採用・教育・配置・評価・処遇を担うわけであるが、人事制度の最大のねらいは職員の潜在能力を引き出
し発揮させることである。人事制度は、職員の給与を決定するだけのものではない。ところが、理事長／
院長がよく陥る誤りは給与に対して不平・不満を持つ職員に対し、給料をアップしたり、新しい評価制度
を導入したら問題は解決したと思ってしまうことである。給与等の処遇の改善だけでは、職員の潜在能力
の発揮に結びつかないことにくれぐれも留意していただきたい。

　ハーズバーグ（Herzberg F）によれば、給与は職務不満足要因であり、人間の積極的な態度を引き出
す職務満足要因にはなり得ないと説いている。職員の潜在能力の発揮のためには、人事制度の表層の問題
にとらわれることなく、人間の本質を見極め職員をリードしなければならない。職員の潜在能力を発揮さ
せるための構図を❹に示したので参考にしていただきたい。

　人事制度は決して、採用・教育・配置・評価・処遇等の表層的なものだけでは機能しない。最近の人事
制度では職員の評価方法だけに力点がおかれがちであるが、これでは職員の潜在能力を引き出すことがで
きない。深層部分（理事長／院長の理念、管理者のリード、個人の尊重、学習・研究、職員の連携）をい
かに精巧に構築するかが重要なのである。日本経済の成長期は表層部分のみを分厚くして、職員の潜在能
力の発揮を成し得たが、低成長時代に突入した現在においては、深層部分を分厚くして職員の潜在能力を
いかに発揮させることができるかが、理事長／院長の手腕にかかってくる。まさに、理事長／院長の深遠な
る哲学が問われることとなるのである。この潜在能力の発揮のためには、職員が目指す目標イメージを正
しく捉えて、管理者はリードしなければならない。看護師であれば、どういう志を持った看護師になりた

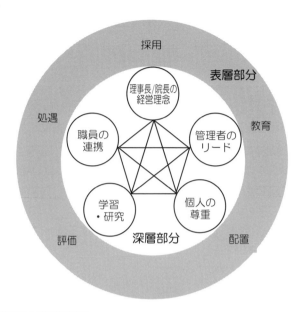

❹ 潜在能力発揮の構図

いのか、どういう領域（手術から在宅領域まで）の看護技術をマスターしたいのか、などを正しく把握し、目標面接を定期的に行っていく必要がある。この目標面接の整備などは看護師採用にとっても重要な要素であり、看護師面接においても明確にPRできなければならない。看護師の実習生の受け入れも極めて重要となる。これは医師採用でも同じことであり、この観点から考えれば臨床研修指定病院に確実に名を連ねる必要があり、各専門分野において自己実現のための環境整備がどれだけ行えるかが人材採用においては極めて重要と言える。

IV.これからの病院経営を成功に導くカギ

参考　[4]　ヒューマンマネジメントについて

　いかなる組織においても、職員の潜在能力をいかに発揮させるかは永遠のテーマであるが、日本の大半の企業においては一般的に軽んじられ、短絡的な人事評価制度に走りすぎている傾向がある。戦後からほとんど進歩がないと言っても過言ではない。

　集団の生産性を高めるには連携やチームワークの力を最大限に引き出す仕組みを構築することが重要であり、その基本はお互いの信頼とコミュニケーションである。職員の潜在能力をいかに発揮させるかは、人のマネジメントにかかっていると言えよう。その"人の（ヒューマン）マネジメント"の理論は、実は多くの学説があって完成されたものではない。例えば、著名なデミング（Deming WE）は、戦後、日本企業の経営指導を行い、企業はヒューマンマネジメントの失敗により損失を被っているのではないかと説いている。その損失とは一人ひとりの力の総和が総和未満になってしまっていることである。1＋1が2にならずに、2未満となっていることである。このようないくつかの学説をもとに病院経営に役立つヒューマンマネジメントについて紹介する。

◎一人ひとりの力の総和がリーダーによって大きく変わる

　社員一人ひとりの力の総和がリーダーによって大きく異なる。それは、企業の経営者や管理者が社員の保有する潜在能力を引き出していなかったり、負の相互作用（チーム間の競争、部門間の軋轢）を生み出しているからである。

　医療の現場では、このリーダーの力量が大きく問われる。リーダーはチーム全員が共有を図らざるを得ない以下の項目についてチーム全員が共有できるよう努めなければならない。

　①法人の目的、法人が尊重する価値観、チームの目的

　②法人の目標（ビジョン）、チームの目標（ビジョン）

　③環境に対する情報、顧客関連の情報

　④法人及びチームの目標（ビジョン）に向けての役割分担

　⑤チームメンバーの強みと弱み

　⑥今までの失敗と成功の要因

　そして、リーダーは高い価値観を持ち、チームのメンバーから信頼され、メンバー同士の信頼感を常に高める努力を行う必要がある。そして、チームの目標を常に高く掲げ、目標を達成するためにチームを導かなければならない。この目標達成を行うプロセスを通じて、お互いの信頼感を高めたり、メンバーへの感謝の気持ちを醸成していかなければならない。高い目標を達成できた時にはチームメンバーを労い、更なる高みに臨まなければならない。

　このプロセスにおいて重要なことは、完璧な人間などはこの世にいないことを前提にしてチーム運営を行っていく必要がある。お互いの強みと弱みを理解し、チームで弱みをカバーし、チームで強みをさらに磨かなければならない。このプロセスをリーダーがうまく導けると、メンバーの潜在能力は確実に発揮される。

◎潜在能力を発揮させるためのポイント

①相手に遺恨を残さない

　教えても教えても育成されない職員がいる場合、教える自分にも非がないかどうか常に自分を見直していく必要がある。相手は自分であり、相手は自分の鏡であるという意識を持って、非のすべてを相手に求めず、

65

遺恨を残さないこと。自分が変わらなければ相手も世界も変わらないのは世の常である。

②教育（教えることと育てることは違う）を実践する

　教えることと育てることは違う。教えることは易しく、育てることは難しい。育てることには愛情が必要だからである。この愛情によって、部下の価値観や考え方を変えなければならない。間違った価値観や考え方を持っていれば、現場でまた同じ失敗を犯し、その部下は結局幸せな人生を過ごすことができないからである。

③チームの生産性や一人当たりの生産性を常に追求する

　常に高い目標を掲げ、その目標達成に向けて追求する習慣を身につけさせる必要がある。人間は誰でも自分に甘く、目標達成できない言い訳を捜すのが上手だからである。

④職員の能力開発（短期的及び長期的視点に基づく能力開発計画が必要）

　どういう人生目標を持つか、その目標を達成するために、いかなる能力開発目標を保有するかを短期的及び長期的視点の両方から明確化することにより、目的的な人生を歩めるはずである。

⑤職員の専門能力を磨き上げる

　職員が没頭できる専門分野を探す支援を行い、その職員の覚醒水準を高める環境整備を行う。専門分野への探求心を維持し、高めることは医療機関の職員の使命とも言える。この覚醒水準を高揚する点においては、管理者の関わり方が重要である。

⑥PDCA を回すための支援を行う

　PDCA は簡単には回らないという前提をもとに、目標未達に終わった要因を明確にして、次の改善策をきちんと考える習慣をつけることによって確実に潜在能力は発揮されていく。この PDCA を展開し自分の成長の喜びを教える必要がある。

⑦職員の欲求水準を把握した支援を行う

　マズローの欲求階層説によれば、生理的欲求、安全欲求、帰属・愛情を得たい欲求、尊敬を得たい欲求、自己実現をしたい欲求、の五段階に分かれるという。職員の欲求レベルの現状を把握し、欲求実現の支援を上司は行っていく必要がある。

■文献

デミング WE（NTT データ通信品質管理研究会訳）：デミング博士の新経営システム論、NTT 出版、1996年

野中郁次郎：経営管理、日本経済新聞社、1980 年

古川久敬：集団とリーダーシップ、大日本図書、1988 年

IV これからの病院経営を成功に導くカギ

17 医療提供サービスの改革

■医師の役割と意識改革

　周知のとおり、今も昔も医療提供サービスの核は医師であり、現場における最高指令者である。現場のリーダーとして他のスタッフをリードし、いかなる環境下であろうともベストの結果を出す責任がある。しかも、常に最先端の医療技術を習得し、自己研鑽する必要がある。

　こうして改めて考えると、病院においては医療サービスのレベルを決定するのは医師であり、看護部門や検査部門等全部門のサービスレベルを牽引する役割も担っていることから、医師が病院収益をも決定してしまうと言っても過言ではない。

　しかし、医師は自分の専門外の領域となると十分な知識を持ち合わせていない場合がある。そのため、医師は自分の力の限界を冷静に見極め、率先して他科との連携を密に図らなければならない。そのため病院経営者は、このような連携を促進する環境を整備し、診療科間の連携ができる院内ルールやシステムを構築することが重要となる。病院を取り巻く環境では、包括払い医療の導入、医療法の改正、介護報酬改定、診療報酬改定と様々な改革が起こっており、病院経営における医師の影響を真剣に考えておかなければならない。第一の影響は医師の裁量によって施される医療の枠が小さくなり、介護や生活支援の領域が大きくなっていることであり、第二は包括制医療の拡大によって常にコスト

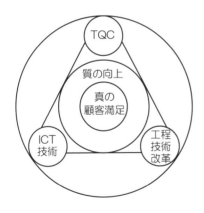

図8 真の顧客満足度
これからの医療サービスは徹底的に質を向上させることである。しかも、医療の無駄は許されない。真のプロフェッショナルのみが生き残れる世界に突入する。また、この質の向上において、真に顧客側に立てる医療従事者が要請されている

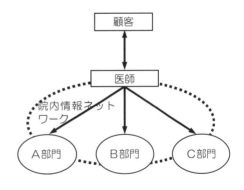

図9 サービス提供における医師の関わり

管理が要求されてくることである。すなわち一定のコストで最大のパフォーマンスを生み出すために、与えられた医療チームの潜在能力をいかに引き出すかが医師に求められるのである。このためのツールとしてクリニカルパスがあるが、これを作成するまでの過程と、実践における評価とメンテナンスが重要となる。換言すればチームの活性化まで医師がリードしていかなければならないということになる。

このように医師には様々なものが要請されるが、確実に顧客サイドに立ち、真の顧客満足度（図8）を追求できるかが様々な局面で要請される。

■サービス提供体制の改革

"サービスレベルを上げること"で最も重要なことは、"サービスの水準は顧客が評価して決定する"という認識を持つことから始まる。病院側の思い込みによる改善で終わってはならない。これを認識した上で、院内には顧客満足度を最優先させる風土を構築し、サービス業務のプロセス改革をスタートさせ、この改革が継続していく仕組みを作っておく。

初期に顧客と接点を持ちサービス計画を設計するのは医師であり、医師から様々な指示が各部門に伝達されていくため、各部門は医師を通して顧客を見ていると認識する必要がある。したがって、各部門の業務改善に向けて医師は積極的に関わらなければならない（図9）。

病院におけるサービス提供において、最大のウィークポイントは一部門では完結しないことである。部門間のコミュニケーションが不足し、その結果として顧客不満足が出現する（セクト主義がもたらす副作用なのであるが）。例えばリハビリ患者の搬送を看護部門とリハビリ部門のどちらが行うのか、服薬指導とコンプライアンスの確認はどの部門が行うのか、喫食調査、申し送り時の確認事項等のケースである。このような場合、各部門間でサービスの指示と提供をどの部門がすべきかという院内ルールを明確にしておくことで問題は発生しなくなる。その結果、顧客満足度は高まる、トラブルに費やす無駄な時間もなくなる。部門連携会議を院内に設置して病院全体でサービス改善に取り組むことが好ましい。

部門連携という課題は病院にとってはサービスレベルの向上とともに、各業務の生産性を上げることにもつながり、まさに病院経営の要にもなるのである。

■情報開示できる経営体質の構築

今や好むと好まざるに関わりなく情報の開示が進んでいる。もはや"「隠す」ということが困難な時代"という認識が当たり前になってきた。病院自身が誇りをもって医療サービスレベルの向上に取り組み、かつ継続的な情報開示を行い、地域の人や患者・家族から選択してもらえるように情報提供を常に行わなければならない。

医療法の広告規制はかつてのポジティブリストからネガティブリストへ見直しがなされており、適切な情報開示ができない病院は信頼を失い淘汰されていく運命にあると断言してもよいだろう。また、地域包括ケアシステムでは、医療サービス機関、介護サービス機関、地域社会と連携を行っていくことが不可欠であり、自院の情報開示のない連携などあり得ない。

そこで、戦略的に取り組むべき情報開示項目を表6に挙げておく。

■Win-Winの関係構築　（理念が共鳴し合う、強い者同士の連携）

一医療機関で急性期から在宅まですべてを網羅した医療・介護・福祉のネットワーク体制を組める

IV.これからの病院経営を成功に導くカギ

表6　情報開示で戦略的に取り組むべき項目

1. カルテの開示
2. レセプトの開示
3. その他診療記録の開示
4. 自院での疾病取扱件数、手術件数、紹介件数等の実績統計（ICDコーディング）の開示
5. 医療法改正による広告事項拡大への対応
6. 第三者評価（日本医療機能評価機構の評価）の結果の開示
7. ISO9000シリーズの品質マネジメントシステムの開示
8. 財務状況のディスクローズ

のは、全国でも一握りであり、ほとんどの場合は自院だけで救急医療から急性期、回復期（亜急性期）、慢性期、在宅医療、在宅介護まで自己完結型サービスを提供することはできない。

それが故に、理念が共鳴し、サービスレベルもお互いが認められる強い者同士の戦略的な連携が必要となる。また、この連携先の選択にあたっては、専門領域において常にトップを目指していく姿勢や研究意欲があるかを見抜く必要がある。これを怠ると将来において、サービスレベルの不均一が発生し患者や家族に迷惑をかける恐れがある。一般企業間では戦略的な合併や提携がなされ、マーケットにおけるシェアが一夜にして書き換えられることは日常茶飯時であるが、医療の世界では、お互いの経営資源をプラスさせることによって、繁栄と飛躍が今後も期待できる。

病院は様々な業務をアウトソーシングしている。ここで留意すべきことは、アウトソーシング先がその業務においてトップレベルに達する体質を保有しているかどうかを見抜けるかということである。なぜならば、業務の生産性をトップレベルに引き上げようという努力が見られない委託会社であれば、例えばリネンのようなものでも委託コストが上昇し、病院経営を圧迫してくる恐れがあるからである。委託コストを将来的には下げることができる可能性のある委託会社にアウトソーシングすべきだろう。また、同じことがホームヘルパー事業においても言える。介護保険制度の施行に伴い、在宅においてもホームヘルパー等で一般企業の参入が見受けられるが、ほとんどの場合、労働生産性を高めることができず、リストラさえ実施されてきている。低い単価設定や利用者数の伸び悩みなどの多くの課題をクリアしなければ生き残ってはいけないだろう。

つまり、医療機関はビジネスパートナーとして、病院や診療所、保険薬局、訪問看護ステーション、各種介護施設、在宅医療関連機関など提携先を選択する場合においても、業務委託先としてパートナーを選択する場合においても、相手先の体質を見抜く眼力を持ち合わせておかなければならないということになる。高いレベルで専門分野を極めていける経営体質を有する病院、診療所、企業、団体等との戦略的な連携がWin-Winの関係となって自院をより一層強固な組織に導いていく。

■将来に備えた院内情報システムの整備および高度化

生産性を上げるためには、院内の情報管理が必要不可欠である。

患者の情報を各部門で共有するシステムが必要であると同時に、今の包括化の流れを考慮すると特に生産管理データが重要となる。生産管理において重視すべきデータは、医療行為別標準労働時間、"重症度、医療・看護必要度"別標準労働時間、介護度別標準労働時間、疾病別標準コスト、職種別獲得付加価値、チーム別獲得付加価値等が考えられる。しかしながら、過酷な労働条件下での現場のスタッフにこれらのデータ収集を要求することは不可能に近く、ICT技術を駆使した電子カルテを核とする看護記録、検査記録、フルオーダリングシステム、DPCデータ、"重症度、医療・看護必要度"

などをパソコンやタブレット型端末によって日常の業務中にデータ蓄積をしていかねばならない。運営維持コストの確保が大きな課題となるものの、院内情報システムはリアルタイムで患者情報を共有でき、チーム医療を展開していく上では必須ツールとなる。

　院内情報システムからの発展形として、連携先の医療機関や介護機関への診療情報提供とその逆の情報提供などがある。クラウド型電子カルテなども普及しており、ICT 技術はすでに導入から活用へとステージが移っている。介護領域でも①要介護認定情報と介護保険レセプト情報による介護保険総合データベース、②通所・訪問リハビリテーションの質の評価を行うデータ収集等事業「VISIT（monitoring & eValuation for rehabIlitation ServIces for long-Term care）」、③リハビリテーション以外の介護介入、状態等のデータ収集事業である「CHASE（Care, HeAlth Status & Events）」が進んでいく。

　このようにレセプト情報と患者状態を中心とした「BigData」、「RWD（Real World Data）」の集積が進む中、院内情報がシステム化されないのは危機感すら感じられる。

　やがて、膨大な医療レセプトと介護レセプトに様々な診療データ・介護データが合わさり究極のデータベースが構築されていく。科学的根拠に基づく究極のサービス業である医療産業であればこそ、個々の患者に応じたワントゥワン・マーケティングをいかに実践していくかが鍵を握る。

　これら院内外の情報システムを実務に役立てていくためには職員の情報リテラシーを定期的に高める仕組みや ICT 技術の将来動向に関心を高めておく体制が必要である。

■顧客の自院に対してのロイヤリティ向上（広報戦略）

　顧客（患者および患者の家族、地域の人々、業者）からのロイヤリティを高める（図 10）ための広報のあり方、病診連携のあり方を考えなければならない。その地域においていかに病院ブランド力を浸透させるかが重要である。

　顧客が病院選択までに至るマーケティングプロセスは以下のように捉えることができる。

第 1 段階：自院を認知している地域住民を創り出し、

第 2 段階：自院に対して関心を持ってもらい、

第 3 段階：自院の理念や方針を理解し、共感してもらい、

第 4 段階：患者として自院を選択し、自院のサービスを体験してもらい、

第 5 段階：自院のサービスに感動してもらい（顧客には期待水準以上のサービスを提供する）、

第 6 段階：できれば自院のファンになってもらう。

第 7 段階：最終的には、顧客は常に自院に対して高いロイヤリティを持ち、自院を常に宣伝してもらえる関係が構築できる。そして、一生の顧客となっていただく。

　ここでいう顧客は一般消費者（患者）だけでなく、病診連携の視点からは、他の医療機関とも捉えることができる。

　上記のようなマーケティングプロセスを成功させるためには、以下のポイントが重要である。

・理念ある病院の姿勢を戦略的に広報する

・医療の質の高さが一般顧客に明確にわかる広報を行う

　理念ある病院の姿勢を戦略的に広報する手段としては、病院を地域社会に広くオープンにし、病院で働くスタッフが何を重視し、何を誇りに働いているかを地域住民に体験から知ってもらうことが最も効果的である。例えば、地域の小学生に命の大切さを教え、医療の現場を体感してもらうことによって、小学生に対して医療の尊さを教えることができる。やがて、小学生は病院のファンになってく

れるであろう。このように病院の理念が地域の子どもの教育をリードすることも可能なのである。また、広報誌によって病院の理念と地域の様々な関わりを説明し、地域貢献をアピールすることもできよう。

医療の質の高さが一般顧客に明確にわかる広報を行うためには、自院の代表的な治療、手術実績の開示が最も効果的である。そして、その代表的な医師のプロフィールとともに、それらをインターネット上で公表することが効果的である。この領域の広告も医療法では規制されている。

顧客からのロイヤリティ向上の戦略的な広報には、理念と医療の質の高さが絶対的に必要となる。決して付け焼刃的な対応をしないようにしたい。

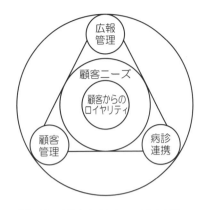

図10　顧客からのロイヤリティ

■環境変化に対応できる幹部陣の育成

これからの病院は、真の経営管理が行える経営陣を自らの手で育成していかなければならない。経営幹部育成プログラム（キャリアコース）を確立することは病院存続のカギとも言える。決して年功序列で選ばれた経営者たちが舵を切って生き残っていけるような静かな海ではないことだけは確かである。また、優れた管理者であっても一人で乗り切れるような海原でもない。強力なリーダーシップのもとに事務管理部門をはじめとする経営幹部が一丸となって乗り切っていく体制が求められている。

経営幹部は、自院の経営環境を予測した上で未来をイメージし、自院を環境に適合させる力を持っていなければならない。ここまで記してきたように医療をめぐる環境は著しく変化しており、かつての延長線上で医療経営を考えていると痛い目に遭うのは間違いない。療養病床のように、これまでは行政の量的拡大施策によって何もせずとも利益が出ていたものが、広く拡大してくると地域でそれなりのポジションを獲得できなければ退場させられることも十分考えられる。このような考えを持って経営に望まなければ、「まだ、大丈夫」と思っているうちに沈没していくに違いない。

環境に適合させるために自院のビジョンを描き、あるべき姿を各部門に浸透させ、牽引し、部門間の調整を行い、尻を叩き、走らせていく必要がある。これは一般的には事務長の役割となるが、上記の役割を認識できている事務長が果たしてどのくらいいるのだろうか。研修や教育がなされているケースも少ない。さらに言えばそういう風土を作ろうとすらしない病院経営者も少なくないのである。

病院の将来を考えた10年後、20年後の自院を描き、その実現のためにどのような人材を育てていけばよいのか考える必要がある。幹部育成が滞っていては病院の未来はない。

Ⅳ これからの病院経営を成功に導くカギ

18 理念を中心とした経営体系と職員への浸透

■日常業務の延長線上に業務改善を習慣化

　理事長/院長は病院の経営改善や改革に向けて、経営幹部や職員に対して指示・命令を出す機会が多いが、それらの実施スピードが自分の期待通りではない場合が多いことはないだろうか。時には指示したことが全く実施されずに放置されていることを経験してはいないだろうか。現場の職員は毎日の業務を消化することに必死であり、上から指示された新しい業務への取り組みはついつい後回しになってしまう。また、経営幹部や職員にとって言い訳となり得るものが病院には数多く存在する。例えば以下のような言い訳である。

・「医療監視の対応に手間取った」
・「健康保険法の改正の対応に手間取った」
・「診療報酬改定への対応に時間を取られた」
・「思いがけなく外来患者が多くて、現場から応援を要請された」
・「看護師が突然退職することになり、看護師の手配に翻弄された」

　上記以外にも理事長/院長からの指示が行えなかった言い訳の山が病院には無数にあり、なかなか病院の改善は計画的に進まない。理事長/院長指示の業務改善やプロジェクトの推進も職員の重要な役割であることを十分に認識させ、実行できるように教育・指導していかなければならない。また、この職員の役割を職員自らが明確に認識するためには、病院の理念から展開される経営体系をよく理解させ、理念の実現に向けての業務が常に優先されるよう意識づけがなされなければならない。すなわち、業務改善が日常業務の延長線上で習慣化される必要がある。

　地域において生き残るためには、患者からの信頼度を高め、また、競合医療機関との差別化を図るための様々な業務改善が必要となる。この時に、職員自らが積極的に取り組めることが重要であり、経営理念を中心とした経営体系が必要不可欠となる。しかも、この経営体系が職員全員に理解されていなければならないのである。

■理念を中心とした経営体系の構築

　理念を中心とした経営体系は、人間で言うならば神経回路のようなものである。これなくして組織の統制をとっていくことはむずかしい。

　経営体系は経営理念を中心として、経営戦略（全体のビジョン）、組織構造改善目標、部門ごとのビジョン、部門連携改善ビジョン、戦略推進活動計画、部門改善活動計画、各種プロジェクト計画、組織風土、戦略推進の結果としての財務体質改善目標、戦略推進管理体制（会議体系）が考えられる。このような経営体系を考えた時に、理事長/院長の経営理念が中心となって病院すべてのあり方が規定される（図11）。すなわち、経営理念によって病院そのものの存在価値が決定されてしまうのであ

IV. これからの病院経営を成功に導くカギ

る。ところが、現実的には経営理念が疎かにされている病院が多い。以下に経営理念が曖昧な時に起こり得る問題を事例で紹介してみたい。

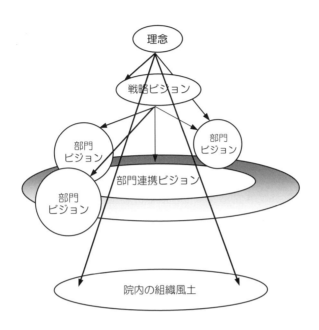

図11 ビジョン体系図

事例	経営理念が疎かにされている病院

【事例1】明確な理念を保有していない病院
［明確ではない理念のもとでは、やる気のある職員ほど疲弊してしまう］

　その地域では急性期病院として位置づけられ、老人保健施設も併設し、理事長/院長の理念は地域ナンバーワンの病院になるということだった。外来患者数が地域で一番であったり、デイケア利用者数が地域で一番であったり、救急搬入件数が地域で一番多かったり、最新の検査機器を地域で一番早く導入したり、診療科目数が一番多かったり、「何でもいいから一番と言えるものをつくれ」と理事長/院長は号令をかけていたのである。したがって、職員はすさまじいほどよく働いた。「とにかく、何か誇れるものをつくるのだ」という理念の下で皆必死に頑張ったのである。ところが、さらなる成長を目指して、別法人によるシルバーマンションの建設に乗り出した時、職員が不満を漏らすようになった。もうついていけないというわけだ。理事長/院長は「ちょっと急ぎ過ぎたかな、もう少し職員がついてくるのを待つべきだろうか」と、一時完全に弱気になってしまった。昔のように、職員の情熱がなくなったのだから、無理もないことかもしれない。しかし実のところ、理事長/院長の理念が必ずしも明確ではないことが士気の低下原因の一つになっていたのだ。つまり、何でもよいから地域ナンバーワンというのは、職員には実にわかりにくい理念なのである。どの分野で一番になるのかが明確でないと、どんな努力も達成感のある成果とは言えない。病院の業績が順調に伸びている場合は何ら問題は起こらないが、一旦何かの大きなターニングポイントが訪れると、理事長/院長はとにかくナンバーワンを達成するために勝負する土俵を次々と変えようとする。それは病院の方針がネコの目のようにクルクル変わるとしか映らない、という問題が発生するわけである。職員は理事長/院長ほど多くの情報を持っていないの

73

で、理念に一貫性がなく、与えられる目標が次々に変わったのではついていけないのである。

【事例2】理念の本音と建前が一致していない病院

［理念に本音と建前があってはならない。このような簡単なことが実は難しくて重要である］

　患者サイドに立った医療の提供をめざす理念を掲げる病院は数多くあるが、患者が治療方針等を尋ねると怪訝な顔をして簡単な説明しかしない理事長/院長が多く見受けられる。患者側は治療方針を尋ねたことによって、理事長/院長の機嫌を損ねてしまったと悔いてしまう。この理事長/院長の態度では、掲げた理念とは程遠いものであり、まわりの看護師らもその理事長/院長に落胆すると同時に病院の理念と現場との大きなギャップを感じ、ストレスを感じてしまうのである。いかなる状況であろうと、掲げた理念は全うしなければならないのである。はじめから実現不可能な理念を掲げ、その理念の実現できなかった時の言い訳を考えなければならないほど馬鹿げた話はない。また、言い訳を考え、自分をごまかしながら生きる人間に成功が訪れるとは考えにくい。今後、様々な困難な状況が待ち構える病院経営を考えた時に、どこからも否定できない確固たる経営理念を保有しなければ、職員は能力をフルに発揮できないであろう。職員は心の底から正しいと思えることにしか全力を尽くせないからである。

　これらの事例からもわかるように、明確で、かつパワフルな経営理念こそが、職員のパワーの源となるのである。病院の現場は常に忙しく、しかも、患者の生死の境に立ち合いながら、命を救うという激務をこなす職員の身体および精神の疲弊するスピードは想像を絶する。そうであるが故に、経営理念こそが職員のよりどころとして機能するのである。参考までに急性期と慢性期の病院の経営理念のサンプルをそれぞれ紹介する（図12A、B）。

　また病院の経営理念としては理想的にまとめられていると思われるモデルを紹介する（図12C）。

急性期医療の病院の場合

理念
●質の高い医療を実践し、地域から信頼される病院をめざします ●患者さんの立場に立った安全で安心できる病院をめざします ●職員一人ひとりが医療人としての誇りを持てる病院をめざします

基本方針
1. 患者さんの生活本位のチーム医療を推進します 2. 医療の発展に寄与できる的確な医療を行います 3. 地域医療を提供する一員として救急医療・急性期医療を行います 4. 地域の医療機関との連携を進め、地域医療に貢献します 5. 地域の医療関係者の育成に努めます

図12A　理念のサンプル

慢性期医療の病院の場合

理念
私たちは思いやりの心を持って、患者さま・ご利用者さまが社会生活に戻れるように良質な医療・介護を提供します

基本方針
1. リハビリテーションを通じて地域の医療と介護に貢献します 2. 患者様の人権を尊重した医療サービス・介護サービスに努めます 3. 安心して療養できるように安全・快適・清潔な環境を提供します 4. 事業の安定継続に向けて全職員が健全経営をめざします

図12B　理念のサンプル

■部門ごとの使命を明確化

　経営体系の整備を行い、部門ごとの使命を明確化することが、人材の育成には必要不可欠である。
　経営理念を中心とした経営体系の整備を行ったならば、部門ごとの改善目標設定から展開される目標推進活動を担当者レベルに落とし込む必要がある。この目標推進活動を通じて担当者は成功体験を蓄積し、自信を深めることによって能力向上が促進される。

理想的な経営理念例

経営理念

1. 患者の一日も早い社会復帰、家庭復帰を願って地域社会の住民から安心・信頼され、共感を得られる病院づくりを進めます。
2. 患者と家族本位の医療に努め、安全と生命、プライバシー、プライドを大切にします。
3. 病院と職員はお互いに信頼のうえに立ち、職員が能力と個性を発揮し、自己実現できる場を提供するとともに、職員の人格と能力を尊重し病院の発展と職員の幸せをめざします。

経営方針

1. 地域の住民から支えられ、信頼される病院として、24時間救急診療体制をとり、地域の皆様の健康と生命を尊重する組織をめざします。
2. 医療技術・サービスの向上とインフォームドコンセントの確立に努め、安心して治療サービスを受けられる組織づくりをめざします。
3. 病院と職員は、目的を同じくするパートナーであり、お互いの成長発展とともに、多彩な個性に彩られた魅力ある人間集団をめざします。

行動指針

自分に
　仕事について第一人者になるとともに、現状維持に安住しない、グッドコミュニケーション、パブリック・リレーションに努めます。あなたの笑顔があなた自身も、相手もホットにさせます。
横に
　組織・部門の壁を越え、良い職場づくりをめざします。他の部門の仕事に常に関心を持ち、意見交換し、24時間、365日のサービスの継続に協力し合います。「もしもあなたの家族だったら」の気持ちを大切に。
上司に
　上司の言うことを絶対としない。疑問に思ったことは質問、ときに提言を述べ、決定したら最善を尽くし、任された仕事の判断は自らが決定し、自らの責任を不明確にしないように努めます。
部下に、または、後輩に
　明確に目標を設定します。権限と責任を部下（後輩）の能力一杯まで与え、最終責任は自らがとります。信頼し、仕事を任せ、部下（後輩）を育てることに努めます。人格への怒りではなく行為を叱り、温かい励ましを大切に。
外に
　院内のための仕事より、患者さん、時に、その家族のニーズに応えるための仕事を優先し、できる限り人脈を持ち、仕事に生かす工夫をします。いつもあなた自身が見つめられています。
未来に
　時代の変化を先取りし、過去の成功と失敗から学び、明日を考える行動と姿勢づくりに努めます。しかし、成功事例と自信は、思わぬ落とし穴を招くことも。失敗を恐れず、しかも常に夢と希望を、決して忘れずに。

図12C　理念のサンプル

萩原輝久、他編：病院・医院の経営実務（実践マニュアル編）、p2702、第一法規、1993年より

部門ごとの改善成果の発表も定期的に行うことが必要である。時間が許すならば、経営陣が出席する経営会議の場で発表させ、講評することが好ましい。また、部門ごとの改善活動を通じて各々の使命を再認識することも担当者にとっては有意義である。例えば医事課は、従来からの使命としては院内で発生した医療行為を保険請求に置き換えるということであったが、最近では急変する診療報酬制度に対していかに戦略的に対応するか、また、包括されていく診療報酬部分のコスト管理をいかに行っていくか、診療情報としての疾病分類を的確に行っていけるかが重要な使命となっている。このような使命を理解した医事課は、今までの単なる受け身の業務姿勢から、診療情報対応をスムーズにさせるという目的によって他の部門をいかにリードして行くか、という能動的な業務姿勢に革新される。名称も「診療情報課」とする病院も出てきている。

　このように経営環境変化に対応して部門ごとの使命を新たに認識し直すことが重要となり、また、経営陣にはこの経営環境変化に対応して各部門を適切にリードする責務が生じるのである。

Column 1 震災時の医療機関 BCP

④電源の供給停止の場合

　あらかじめ訓練して多くのスタッフが非常用電源で動かせる機器がわかるようにしておきます。電源設備の更新が滞っていると、停電時に容量不足に伴い予定時間よりも短い時間しか持ちません。赤コンセントの点検とともに非常用電源のエネルギーの備蓄、供給可能機器・時間も有事の前に情報共有しておきます。設備担当者がいないと何もわからないということがないようにします。

　さらに非常用の発電機も長時間（数日）の使用に耐えられるものかどうか調べておきたいものです。古いものはオーバーヒートしてしまったケースもありました。

　院内 PHS が使用不可となることも想定しておきます。かつての震災の現場で「〇〇さんはどこにいるの」と枯れた声で叫ぶ姿を見たことがあります。PHS が使えない場合、個人の携帯電話やスマホに頼ることが多くなりますが、近年、SNS でのやり取りが主流のようです。建物の損壊場所の記録撮影と送信・連絡が簡単なので重宝がられています。ただし、非常時であっても個人情報の漏洩には注意が必要です。

V
病院経営管理の
再構築のために

V 病院経営管理の再構築のために

19 経営ビジョンを達成させるための経営の柱

■病院経営管理の領域別の役割

"病院経営管理"とは、自院のビジョン（目的・目標）に向かって、現在保有している経営資源をいかにして最大限活用するかということであり、そのための管理活動の一切を指すものである。病院経営管理は、機能別に考えると五つの領域がある（図13）。

これらの経営管理機能は、それぞれ以下の役割を担っている。

サービス開発管理：地域における消費者ニーズを分析し、新たに提供すべき医療・保健・福祉サービスを開発する（診療圏調査等のマーケティング機能一切を意味するとともに、サービスの中断決定もこの領域で行う）

サービス提供管理：サービス提供プロセスを管理し、効率よくサービス提供が行えているかを総合的に管理する（物品・施設・機器管理、業務手順、ICTやAI技術を利用した業務改革までを意味する）

広報管理：病院の機能を外部に効率的に広報できているか、また、地域との連携を戦略的に行えているかを管理する（患者診療情報管理システムの管理もこの領域と言える）

人事管理：病院職員の採用・教育・配置・評価・処遇全般を管理する（この根底にあるものは職員の潜在能力の発揮であり、このための一切の活動管理を含む）

財務管理：月次決算精度を向上させるための財務管理活動の一切を扱う（この財務管理活動は、院内規程、利益計画、内部牽制制度の三つが整備されてはじめて機能する）

これらの経営管理機能を病院に定着させ、病院ビジョンを確実に達成させる必要がある。この経営管理機能を病院に定着させるためには、以下に挙げた経営管理の柱を実践することをお薦めしたい。

①徹底した経営理念の浸透
②戦略意図をもった経営会議の運営

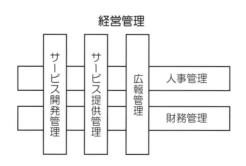

図13 経営管理体系

③継続できる部門別改善活動と部門連携改善活動

④戦略推進管理体制（会議体系）の構築

⑤戦略的財務管理の構築

　この五つの柱が、病院ビジョンを推進させるいわばエンジンである。これらのエンジンを整備することが経営管理の強化につながる。

　そのための具体的技法を学習していただくことが本書の最大の目的でもある。

■病院経営管理機能を定着させる五つの柱

●①徹底した経営理念の浸透

　経営理念の浸透は確かに難しい。しかし、理事長/院長の日々の言動には全職員が常に注目していることを忘れてはならない。

　理念こそが、様々な意思決定における軸となるので、職員および経営陣は何か迷った時にはその理念と照らし合わせ、理念の実践を促進する意思決定を行うようにすべきであろう。それでも迷った時には理事長/院長がレビューを示すことが好ましいだろう。アメリカのある病院では、理念教育のために、新人職員には理念の実践をしているイメージポスターを書かせ、コンテストをするというユニークな試みをしている。重要なことは、"鉄は熱いうちに打て"の諺があるように、新人の時にいかに徹底した理念教育が行えるかである。また、新人教育を行う担当者側も、"Teaching is Learning"という言葉があるように、教えることによって様々なことに気づき知識を得ることができるのでまさに一石二鳥と言える。中小の病院では新人教育が軽んじられる風潮があるが、理念教育を中心にした新人教育カリキュラムを再構築する必要があるだろう。

　このように理念教育は大変重要であるが、実は職員にとってみれば理事長/院長の言動自体が理念そのものであり、生きた見本となる。理事長/院長は言動そのものによって理念を提示し、職員を教育していく使命を担っているのである。

●②戦略意図をもった経営会議の運営

　経営会議の運営レベルが明日の病院経営を決定するといっても過言ではない。その認識をもって経営会議にのぞむことが重要である。

　経営会議は、本来、院内の経営管理の核となるものである。経営幹部陣が病院の現状を正確に把握し、起こり得るであろう経営環境変化を分析し、今後の戦略を打ち立てる機能を経営会議は担うのである。この経営会議を具体的にどう運営していくべきかについては、かなり重要なことなので本書の後半に詳しく述べるが、筆者らが経験した幾つかの病院の再建支援の中で、経営悪化要因を分析すると、院内に経営サイクルが構築されていない場合がほとんどなのである。ここで経営サイクルの基本を念のため確認しておくと、表7のようになる。

●③継続できる部門別改善活動と部門連携改善活動

　各部門が、改善を進め進化していくと部門連携の新テーマが生まれる。したがって、この活動は病院が継続する限り永遠に続くことを認識しなければならない。

　部門別改善活動は、基本的に部門単独で行える改善活動である。一般的には部門ごとの機能の見直しから始まり、質の向上と効率化に取り組む改善計画を立案し、定期的に改善成果を発表していく活動である。財団法人日本医療機能評価機構が行う医療機能評価認定のための活動と連動させることも

表7　経営サイクル

ステップ	ステップごとの内容
ステップ1	自病院の現状を分析すること 財務状況および財務状況をもたらした要因（マーケットとの適合度、診療報酬適合度、院内機能の発揮度、部門連携度等）を明確に分析し、自病院の現状を客観的に見つめ直す
ステップ2	現状分析から改善策を立案 改善策を立案。改善成果、実施担当者、実施スケジュールを設定するなど、改善策の実践に向かって意識改革を行っていく
ステップ3	改善策の実施と成果の確認 改善策の成果レベルの確認とその成功要因、失敗要因を明確にするとともにその成果を維持するためのシステム化を進めていく
ステップ4	さらなる成果目標の設定と挑戦 成果レベルの再検討をしながら、その成果に対する取り組みを決定し、さらなる目標に向かって挑戦していく

効果的である。また、この部門ごとの改善活動目標設定の時に医師は積極的に関わり、目標レベルに対して医師から要求を出すことが重要である。

　部門連携改善活動は二つ以上の部門が連携して改善活動を行っていくものであるが、テーマは収益向上、コスト削減、サービス改善と大きく三つに分けられる。医師と他部門、もしくは医事課と他部門との連携テーマで行うと活動成果が出やすいので、初期の段階に適した組み合わせと言えよう。部門連携改善活動のテーマは、クリニカルパスの構築やリスクマネジメント（院内感染対策等）ほか無数にあると考えられるが、この連携強化によって、もともと専門性の高い各部門がうまくかみ合うことにより生産性は飛躍的に向上すると考えられる。また、各部門の進化が促進されればされるほど、病院にとって部門連携はその重要度を増すことになるので、継続した活動が行えると考えられる。鋭敏な感覚と執念をもって経営陣はこの連携テーマをリードしなければならない。

　経営理念を中心に部門別改善活動および部門連携改善活動が機能し始めると病院は確実に活性化していくことを筆者らは体験し、倒産寸前の病院が息を吹き返す姿を目の当たりにすることも少なくなかった。理事長/院長の経営に対する姿勢が変わったことがスタートとなり、職員らとともに目標達成を通じて小さな成功体験を積み上げ、また、部門連携改善活動を通じて他部門の仕事を自分の視野に入れる風土ができていったのである。今後の医療行政の変化を考えると、乗り越えるハードルはかなり高いと想定できるが、院内の活性化の知恵を保有している病院は職員の潜在能力以上の力を発揮させ、苦難を乗り越えることができるであろう。

　このような連携は、院外においても必要である。地域の医療資源の全体最適と集中投資を実現するために医療機関同士の連携の強化が非常に重要である。そこで、参考までに地域医療構想を実現するための切り札とも目される"地域医療連携推進法人"について、参考［5］で紹介している。

●④戦略推進管理体制（会議体系）の構築

　会議ではインプット（情報）があれば、必ずアウトプット（戦略）が生まれ、このアウトプットが病院の業績に直結する。インプットからの変換機能を常に高める努力をする必要がある。

　院内には経営戦略を推進するための会議体系が必要であり、院内の経営体系とも連動する必要があ

V.病院経営管理の再構築のために

表8　会議体系

会議名	会議目的	参加者	開催頻度
経営会議	①戦略決定 ②戦略目標推進チェック（財務体質改善目標管理を含む） ③経営陣の経営能力向上	経営陣	1回/月
部門長会議	①経営会議決定事項の周知徹底 ②部門連携および調整テーマの討議 ③病院運営レベルでの調整と討議 ④部門長の経営能力向上	各部門長	1回/月
部門連携会議	①部門連携改善・強化	部門連携改善メンバー	1回/月
部門別改善活動の小会議	①部門改善活動の推進	部門別改善活動推進メンバー	適宜ミーティングを持つ

る。本当に実りある会議を運営していくことは難しいものである。会議において何を参加メンバーに気づかせ、何を決定していくのかに常に留意しなければならない。そのために会議ごとの目的を明確にし、院内の会議を整理することが重要となる。意思決定の文化やプロセスが院内風土を決めてしまう。表8に会議体系を挙げておくので参考にしていただきたい。

●⑤戦略的財務管理の構築

　財務は戦略を規定し、戦略が将来の財務を決定する。これほど重要な財務が病院のアキレス腱となっている明快な事実を理解しなければならない。

　ほとんどの病院において財務体質は強固なものとは言えない。この原因は病院の建て替え、優秀な医師の招聘、最新医療機器の導入に伴う莫大な投資があるからである。しかし、これらの投資は必要不可欠であり、これを怠ると患者離れが始まってしまう恐れがある。一方診療報酬からはこれらの投資に振り向ける余剰資金は捻出できない。しかも、毎年人件費率は上昇しているために油断しているとすぐに資金ショートを起こしてしまう現実がある。つまり、目指すビジョンを達成するためにはどうしても戦略的財務管理を構築しておかなければならないということになる。戦略的財務管理のために財務体質を改善しようとするには長期的視野に立った事業計画の立案が欠かせない。これについては次章で詳しく述べる。

参考 **[5] 地域医療連携推進法人について**

◎経緯

　地域医療連携推進法人は、2013 年 8 月の「社会保障制度改革国民会議報告書」で「地域における医療、介護サービスのネットワーク化を図るには、当事者間の競争よりも協調が必要であり、その際医療法人等が容易に再編、統合できるよう制度の見直しを行うことが重要である」として、制度改革の一例として示された「非営利ホールディングカンパニー制度」がその嚆矢である。2014 年 1 月のダボス会議での安倍首相の「日本にもメイヨークリニックのようなホールディングカンパニー型の大規模医療法人ができてしかるべき」という発言を受け、2014 年 6 月「日本再興戦略（改定 2014）」で複数の医療法人や社会福祉法人等を社員総会等を通じて総括し、一体的な経営を可能とする「非営利ホールディング型法人制度（仮称）を創設する」ことが閣議決定された。その後、厚生労働省の「医療法人の事業展開等に関する検討会」において地域医療連携推進法人制度の認定制度について取りまとめられ、2015 年 4 月に医療法の一部を改正する法律案が閣議決定された。

◎目的

　地域医療連携推進法人制度の趣旨は、地域医療構想を達成するために医療機関相互間の機能の分担および業務の連携を推進することである。地域の医療機関同士の競争よりも協調を進め、質が高く効率的な医療提供体制の確保をめざすこととしている（❺）。

　当初、成長戦略の文脈で、グローバルな競争力を発揮する大規模な医療法人を作る仕組みと考えられて

❺　地域医療連携推進法人制度の概要

厚生労働省：医療法人の事業展開等に関する検討会 資料より

いた新型法人は、前述の「医療法人の事業展開等に関する検討会」で、「地域医療構想との整合性を図るとともに、医療における非営利性の確保の重要性に鑑み、具体的な制度設計や運用面も含めて非営利性が適切に確保されるものとすることを強く求める」として、事業範囲が「地域医療構想区域」に限定され、非営利性を強調することで営利法人の参入やホールディングカンパニーは否定され、現在の地域医療構想を達成するための一つの選択肢とした地域医療連携推進法人に落ち着いた。

法人格は医療法人ではなく一般社団法人で、地域で医療機関等を開設する複数の医療法人等の非営利法人がそれぞれ社員として参画し、都道府県知事の認定を受けることで地域医療連携推進法人となることができる。複数の非営利法人が参加する必要があるため、大規模法人単独で地域医療構想区域内において突出した影響力を持つことに歯止めがかかっている。

一般社団法人であるため、理事長は都道府県知事の認可を要件とするものの医師でなくともかまわない。

地域医療連携推進法人は、「医療連携推進方針」を定め、複数の医療機関や介護施設を統一的な方針の下で運営する。当初、厚労省の「医療法人の事業展開等に関する検討会」の取りまとめの原案では「統一的な事業実施方針の決定」となっていたが、最終的には「統一的な連携方針の決定」へと表現が弱められた。地域医療連携推進法人は、いわゆる「連携以上、合併未満」の有機的な連携をめざした法人と言える。

◎期待される効果

地域医療連携推進法人は複数の医療機関や介護施設を統一的な方針の下で一体的に運営し経営の効率化を図り、ヒト・モノ・カネ・情報を有効に活用することで、地域において良質かつ適切な医療が提供される体制を確保することができる。

地域医療連携推進法人設立の最大のメリットは、病床過剰地域での参加法人の間の「病床の融通」ができる点である。

そのほか、診療機能のすみ分け、医薬品・医療機器の購入調整や共同利用、スタッフの共同研修や人事交流なども参画法人にメリットをもたらすことが期待できる。

人口減少により地域医療が崩壊の危機に瀕している地域や、自治体病院の共倒れの危険性がある地域においては、地域医療連携推進法人を活用し、参加法人それぞれの強みを生かした機能分化を図ることで地域の医療提供体制を存続することができる。

しかし、地域医療連携推進法人が今後広く普及していくには課題も多い。現時点では持ち分ありの医療法人がほとんどで、開設者はいわば「一国一城の主」という意識が強い。同一地域内でライバル関係にある法人間での意見集約は容易ではない。

メリットの一つとして「病床融通」が挙げられるが、これには「地域医療連携推進協議会の協議を経る」必要がある。経営力・資金力のある医療法人、経営者からすれば開設手続きと運用が煩雑な地域医療連携推進法人を設立するより、既存の医療法人のM&Aによる大規模化が容易であるため、後者を選択することが多いものと思われる。

Ⅴ 病院経営管理の再構築のために

20 財務体質の改善のための長期プラン

■財務面からみた経営サイクル

　病院経営においては、3～5年先を見越して経営プランを立てる必要がある。とはいえ、実際には、行政の変化を読み切ることが非常に難しく、長期的な視野に立つ事業計画立案が不可能となっているのが現状ではないだろうか。

　しかしながら、財務体質の改善を考えれば、長期の事業計画を作成し、診療単価の低下や患者数の減少など様々なリスクを考慮しながら経営サイクルを回すことが必要である。この経営サイクルを財務の軸で回すためには以下の三つの視点が必要となる。

　A 院内規程の整備・運用（改正医療法への対応）
　B 利益計画と予算統制
　C 内部牽制制度の有効機能

　これら三つが完全に整備されたときに月次決算の精度は上がる（図14）。

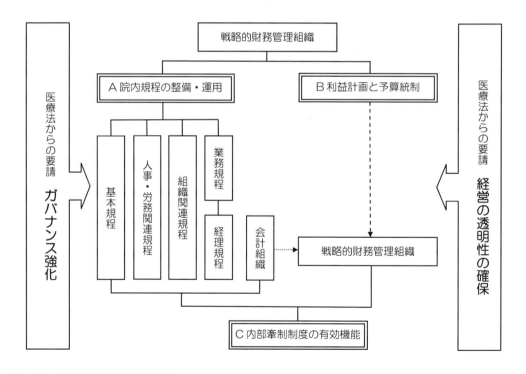

図14　戦略的財務管理組織図

Ⅴ.病院経営管理の再構築のために

■院内規程の整備・運用について

　計画性、合理性、確実性に優れた組織的な運営を図るためには、院内に一定の基準（規程）を設ける必要がある。これらの規程があれば対外的にも信頼度をアップさせることができる。また、職員自らが何を果たさなければならないのかを、明確に知ることができる。表9に院内規程として必要と考えられるものを列挙しておく（病院組織に応じて内容は変わる）。

　なお、職務分掌規程および稟議規程は資料1A～C（p144）として掲載しているので参考にしていただきたい。

●改正医療法で整備強化された院内規程

　第七次医療法改正により「医療法人の経営の透明性の確保」、「医療法人のガバナンス強化」がさら

表9　院内規程

区分	規程の名称
基本規程	定款 理事会規程 監査役会規程
組織関連規程	組織規程 職務分掌規程 職務権限規程 稟議規程 関係会社規程
人事・労務関連規程	就業規則 給与規程 退職金規程 理事退職慰労金規程 旅費規程 職員貸付金規程 職員住宅管理規程 慶弔金規程
業務規程	経理規程 原価計算規程 内部監査規程 固定資産管理規程 文書管理規程 印証管理規程 規程等管理規程
その他マニュアル等	医業収入管理規程 購買管理規程 在庫管理規程 協力会社管理規程 未収金管理マニュアル 購買管理マニュアル 実地棚卸要領 勘定科目マニュアル

に求められることとなった。改正医療法では医療法人の経営の透明性の確保及びガバナンスの強化に関する事項として、医療法人に対する理事の忠実義務、任務懈怠時の損害賠償責任等を規定するとともに、理事会の設置、社員総会の決議による役員の選任等、所要の規定が整備された。医療法人の規模は複数の病院を開設する大規模な法人から、クリニックや歯科医院のみを開設する小規模な法人まで様々であり、会社法が適用される株式会社等と比較するとそのガバナンスは決して強固なものではない。今回の改正で医療法人のガバナンス強化のための規程が整備されたことにより、医療法人の機関としての社員総会、理事会等の適正な運営が求められることはもとより、医療法人に対する役員の損害賠償責任について各役員への周知を行うなどの対応が必要である（図14）。

医療法人の機関等に関する主な改正点については資料2（p156）を参考にしていただきたい。

また、改正医療法により一定規模以上の医療法人に対し医療法人会計基準の適用と外部監査及び事業報告書等の公告が義務づけられ、2017年4月2日以降開始事業年度より適用開始となる。初めて公認会計士・監査法人の外部監査を受けることになる医療法人にとっては、外部監査を受けるための準備、体制の整備等が必要となるが、外部監査を受けることにより内部統制の整備、財務に関する業務プロセスの見直し等が行われ、財務情報の信頼性の向上、ガバナンスの強化が図られ、法人の社会的信頼性の向上につながるものと思われる。すでに改正法の適用は開始されており、対象となる法人は早急な対応が必要である。

同じく2017年4月2日以降開始事業年度において、医療法人と一定規模以上の取引を行う法人等について、その取引の状況を都道府県知事に報告することが義務づけられた。医療法人の理事長やその親族が代表者や役員となっている株式会社等が医療法人と一定以上の取引を行う場合は対象となるため、対象となる法人等の範囲、対象となる取引の範囲を確認しておくことが必要である。

外部監査が義務づけられる医療法人の基準、医療法人が都道府県知事に届出を行うことを要する関係事業者との取引については資料3（p158）を参考にしていただきたい。

■利益計画と予算統制について

●必要となる経営体質改善目標

病院が発展していくためには、体系的な経営計画の策定とそれを達成するための予算統制による係数管理が必要となる。したがって、早期に事業計画、利益計画を策定し、月次決算を迅速化し、予算統制の仕組みを確立する必要がある。もちろんこの予算は、中長期的な経営戦略目標とリンクしておく必要がある。VI章で詳しく述べるが、この経営戦略目標を効率的に推進するためには以下の経営体質改善目標が必要である。

①経営戦略目標（今後の成功要因の明確化）
②組織構造改善目標
③部門別改善目標
④部門連携改善目標
⑤各種プロジェクト計画目標
⑥財務体質改善目標

これらの各種目標は図15のような関係にある。この経営計画策定時における留意点は、このままの経営を続ければ半年後、1年後に現金がいくら余るのかを明確に把握するということである。また、金融機関は健全な貸借対照表を要求するので、債務超過の改善はもちろんのこと、理事長/院長借入金、理事長/院長貸付金の科目は貸借対照表から極力抹消しておく必要がある。

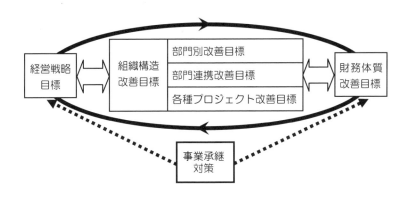

図15 戦略構造図

●将来の事業承継のために

　また、理事長/院長は将来必ずやってくる事業承継を考慮し、理事長/院長個人および法人全体で長期的な視点でのキャッシュフローを考えなければならない。特に経営戦略目標推進に伴う大きな投資（病院改築等）を行う時には事業承継対策を同時に検討しておくことが望ましい。事業承継に関わる意思決定の軸には以下のものがある。

①法人の安定的発展の仕組み（職員の士気をも考慮した法人継続のあり方、すなわち、場合によっては出資持分の放棄による社会医療法人化や特定医療法人化まで検討しておく必要がある）

②病院の経営権および財産の継承（次期経営者の選定・育成・継承のあり方が、病院の継続・発展に大きく影響を及ぼす。医療法人の場合において、議決権は社員1人1票の原則があるため、経営権をいかに継承していくかも慎重に決定しなければならない）

③相続税納付資金の調達（相続人個人の相続税支払いのための資金繰りはもちろんのこと、理事長/院長の退職金等は法人の資金繰りにも影響を及ぼす大きな問題である）

④所得税、法人税、相続税、贈与税のグロスでのミニマム化（理事長/院長個人および法人全体でのタックスプランニング）

　上記の意思決定の軸のうち何を優先するかによって、事業承継対策（社会医療法人化、特定医療法人化、認定医療法人制度（参考［6］参照）の活用、出資金の生前贈与もしくは譲渡等、数多くの対策が考えられる）は決定される。ここでも理事長/院長の経営理念は大きく問われることとなる。

■内部牽制制度の有効機能について

　内部牽制とは、病院の資産を保全し、会計記録の正確性と信頼性を確保し、かつ経営活動を総合的に計画し評価するために病院が設定する制度、組織、方法および手段を総称するものである。これは病院運営を相互にチェックする役割を果たすものだが、実は多くの病院でこの機能が作動していない。内部牽制機能が欠けていたがために多額の使い込みが発生し、倒産に陥ったケースも少なくない。不正を働いた職員が悪いのは当然であるが、チェック機能のない経営を行っていた理事長/院長にも大きな責任がある。この内部牽制制度を確立するためには、適切な承認のもとに取引が実施され、それが適切に記録され、病院財産を扱う者として承認された特定の者のみが取引に関わり、記録と病院財産の在高が適宜照合され調整されることが制度化されていなければならない。これらの要求を満たすためには、職制規程を定めてその中で組織図を示し、組織の編成、職務分掌・責任権限等を明瞭にす

ること、従業員を各職務に適切に配置し相互の業務をチェックさせるようにすること、業務処理手続きを定めて遵守させる等のことをしなければならない（上田和彦、1982 年）。上田によると、具体的には以下のポイントが内部牽制制度を確立させるうえで必要不可欠となるという。

・第 1 のポイント：業務処理規程を作成する

　　各職務部門ごとに、当該部門で処理する業務に関する処理規程を作成し、それを構成員に遵守させる。

・第 2 のポイント：月次決算を行う

　　翌月の第 1 週中にその数値を確定するものとし、資産項目については実際在高と照合し、もし差異があればその原因を究明し、責任の所在を明確にし、会計数値を修正する。

・第 3 のポイント：あらゆる取引は、承認する者と実施する者を別にする

　　あらゆる取引は責任権限規程に定められた承認を得たのちに、当該承認者以外の者が実施することとし、その承認および実施をした者は、その旨を示すため病院所定の書式の該当欄に署名・捺印する。

・第 4 のポイント：病院財産の取り扱いまたは保管する者を固定する

　　現金、預金、手形、有価証券、棚卸資産および一部の固定資産は持ち運びが簡単であり、これらに対する着服の誘惑は強い。しかし、会計責任の仕組みが適宜確立されていれば、これらの病院財産を持ち出しても早晩発見されてしまうはずである。その場合においても、これらの作業を不特定の者が遂行していたとしたら、その責任追及は困難になるために、これらの作業を行う者を固定する必要がある。

・第 5 のポイント：従業員に対する身元保証ないしは付保する

　　たとえこれら従業員を固定したとしても、彼らが病院財産を着服することはあり得る。その場合、病院は当人に着服した金品の返還を要求することになるが、その金額が当人の資力を超える額になれば、当人からその返還を受けることは不可能となる。ここに、二次的救済として身元保証ないしは信用保険の制度があるのである。

・第 6 のポイント：内部牽制制度が適切に運用されているか否か検証を行う

　　内部牽制制度が確立されていても、それが期待通り機能しているか否かを定期的に検証してみることが必要である。

　内部牽制制度を考慮した窓口会計処理規程（経理規程の一部）を資料 1 D～E（p151）として掲載した。

参考 [6] 認定医療法人について

◎持分なし医療法人への移行促進

　経過措置医療法人が出資持分に関する相続税等の問題から解放され、医療法人が地域医療の担い手として住民に医療を継続的・安定的に提供できるようにするため、持分なし医療法人への移行が推奨されている。その状況下で、2014年6月18日に可決成立した「医療介護総合確保推進法」により、経過措置医療法人の持分なし医療法人への移行促進策が講ぜられた。

　持分なし医療法人への移行を計画的に行う医療法人を国が認定する仕組みを導入することとし、この仕組みを医療法に位置づけたのである。移行計画の認定制度の実施期間は2014年10月1日から2017年9月30日までの3年間であったが、2017年6月7日に決定された医療法等の一部を改正する法律により、認定期間が2020年9月30日まで3年間延長された。移行計画の認定を受けた医療法人を「認定医療法人」という。

　認定医療法人は「税制措置」と「融資制度」について、「持分なし」への移行における支援を受けることができる。「税制措置」では、経過措置医療法人の出資持分に関する相続税・贈与税が納税猶予され、計画通りに持分なし医療法人へ移行できれば猶予税額が免除される（❻）。「融資制度」では、持分なし医療法人への移行に際して出資金の払戻しが生じた場合に、独立行政法人福祉医療機構から経営安定化資金の貸付けを受けることができる。

【融資条件】

貸付限度額：2億5,000万円

償還期間：8年（うち据置期間　1年以内）

　認定医療法人が移行計画に記載された移行期限までに持分なし医療法人に移行できなかった場合、その認定は取り消される。認定を取り消された経過措置医療法人は、改めて移行計画の認定を受けることはできない（❼）。

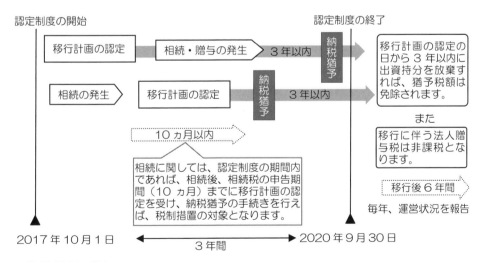

❻ 認定制度の流れ
厚生労働省ホームページ「持分なし医療法人」への移行促進策（延長・拡充）のご案内についてのパンフレット2017年をもとに作成

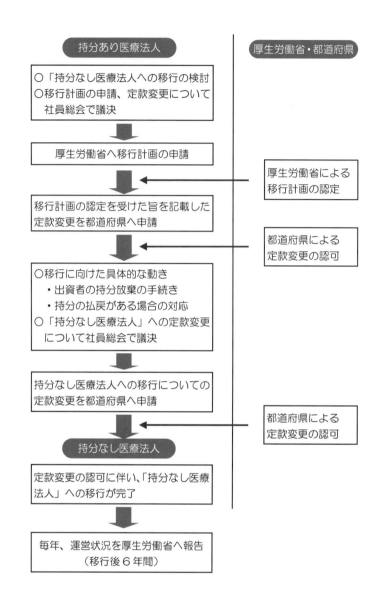

❼移行計画の認定から持分なし医療法人への移行の流れ
厚生労働省ホームページ「持分なし医療法人」への移行促進策（延長・拡充）のご案内についてのパンフレット
2017年をもとに作成

　厚生労働大臣の移行計画の認定・変更等に関する権限は、地方厚生局長へ委任することができるとされており、地方厚生局長に委任された権限は地方厚生支局長に委任することができるとされている。

◎持分なし医療法人への移行と医療法人に対する課税
　経過措置医療法人が持分なし医療法人に移行する場合、社会医療法人又は特定医療法人への移行、もしくは「一定の要件（贈与税非課税要件：社会医療法人、特定医療法人に準ずる要件）」を満たしていなければ、将来課税が見込まれる出資者親族の相続税が不当に軽減されたものとみなされ、医療法人に対し贈与税が課税される。これは改正前の認定医療法人制度を活用して移行した場合も同様である。

持分ありの経過措置医療法人経営者にとって出資持分に対する相続税の負担は重要な経営課題の一つである。この対策案として出資持分の放棄による持分なし医療法人への移行が考えられるが、前述の贈与税の課税を受けないためには、社会医療法人・特定医療法人へ移行する場合、「一定の要件」を満たす場合のいずれの方法であっても、「医療法人役員の親族要件（医療法人の役員について、各役員と親族関係にある役員が総役員数の3分の1以下でなければならない）」をクリアしなければならない。経過措置医療法人の理事会は親族のみで構成されているケースが多く、親族経営により安定した理事会運営を行ってきたという一面もあるため、「医療法人役員の親族要件」が持分なし医療法人への移行の妨げとなった要因の一つと考えられる。

◎認定医療法人に係る税務と認定要件の改正

2017年度税制改正により認定医療法人制度を活用して持分なし医療法人に移行した場合は医療法人に対する贈与税が課税されないこととされた。また、約2ヵ月後に施行された医療法の一部を改正する法律により2017年10月以降に受け付けられる認定医療法人の要件が見直された。2017年度税制改正が適用される医療法人は、2017年10月以降に見直された要件をクリアして移行計画の認定を受ける経過措置医療法人である。ただし、2017年9月30日以前に認定を受けた医療法人で、持分なし医療法人へ移行していないもの（「改正前認定医療法人」という）であって、移行計画に記載された移行期間中であるものは改正後の認定を改めて受けることができる。改正前認定医療法人の移行期限は、当初の認定から起算して3年以内とされている。

贈与税非課税要件として、認定医療法人制度を活用し持分なし医療法人に移行した場合は、移行後6年間について認定医療法人の認定要件（❽）を維持していることが求められることに注意しておかなければならない。

◎認定医療法人の申請件数は増加か？

認定医療法人の認定要件見直しは、従来の経過措置医療法人が持分なし医療法人へ移行する際の贈与税非課税要件であった項目の一部を認定医療法人の要件とする形で行われた。中でも贈与税非課税要件のうちの以下の2点が改正されたことで、今後、認定医療法人の申請件数は増加すると思われる。

一つは、医療法人の役員総数における親族割合に関する要件が、認定医療法人の要件から外れたことである。認定医療法人制度を利用すれば、親族経営を継続しつつ、贈与税の課税を受けることなく持分なし医療法人に移行できる。

もう一つは「社会保険診療報酬等の収入金額が全収入金額の100分の80を超えること」という要件（以下、社保収入要件）において、社会保険診療報酬等に含まれる介護保険報酬の範囲が拡大されたことである。社会医療法人の認定要件や特定医療法人の承認要件では、介護保険報酬のうち医療法人の本来業務として位置づけられている医療系サービス（介護老人保健施設・訪問看護・訪問リハビリ・通所リハビリ、等）のみ社会保険診療報酬等として取り扱うことになっており（注）、社会医療法人・特定医療法人に準ずる要件を満たす場合も同様である。介護系サービス（訪問介護・通所介護・特定施設入居者生活介護、等）まで含めた介護保険サービスを手広く展開している経過措置医療法人は、社保収入要件を満たすことが困難である。贈与税非課税での持ち分なし医療法人への移行を検討するにあたって、社保収入要件を満たすために、介護系サービスの一部を切り離すことを検討する例もあった。認定要件の改正で、認定医療法人の社保収入要件において、介護系サービスも社会保険診療報酬等に含まれることになり、経営形態を変えることなく認定医療法人の申請が可能になる（社保収入要件に関しては、『2017年9月27日

❽認定医療法人の認定要件

2017 年 9 月 30 日以前の認定要件
・社員総会の議決があること
・移行計画が有効かつ適正であること
・移行計画期限が 3 年以内であること

2017 年 10 月 1 日以後の認定要件
・社員総会の議決があること
・移行計画が有効かつ適正であること
・移行計画期限が 3 年以内であること
（以下の項目は従来の贈与税非課税基準を基にして追加された要件）
・社員、理事、監事、使用人その他の当該医療法人の関係者に対し特別の利益を与えないこと
・理事及び監事に対する報酬等が不当に高額なものとならないような支給基準を定めていること
・株式会社その他の営利事業を営む者又は特定の個人若しくは団体の利益を図る活動を行う者に対し、寄付その他の特別の利益を与える行為を行わないこと（公益法人等が行う公益目的の事業のための寄付はこの限りではない）
・毎会計年度の末日における遊休財産額は、直近に終了した会計年度の損益計算書に計上する事業に係る費用の額を超えてはならないこと
・法令に違反する事実、その帳簿書類に取引の全部もしくは一部を隠蔽し、又は仮装して記録若しくは記載している事実その他公益に反する事実がないこと
・社会保険診療収入、健康増進事業に係る収入、特定の予防接種に係る収入、助産に係る収入、介護保険法の規定に基づく保険給付に係る収入の合計額が全収入金額(本来業務事業収入と附帯業務事業収入の合計)の 100 分の 80 を超えること
・自費患者に対し請求する金額が、社会保険診療報酬と同一の基準により計算されること
・損益計算書の本来事業損益における事業収益が事業費用に 100 分の 150 を乗じて得た金額の範囲内であること

※認定医療法人制度を活用して持分なし医療法人に移行した場合は、移行後 6 年間について当該要件を維持していることが求められる
2017 年 9 月 29 日　厚生労働省　医政支発 0929 第 1 号「持分の定めのない医療法人への移行に関する計画の認定制度について」参照

厚生労働省医政局医療経営支援課　「医療法施行規則の一部を改正する省令案」に対する御意見募集の結果について』をご確認いただきたい）。

　注）医療法施行規則の一部を改正する省令（2018 年厚生労働省令第 36 号）が公布され、2018 年 4 月 1 日以降に開始する事業年度より、社会医療法人の認定要件・特定医療法人の承認要件における社会保険診療報酬等に介護保険報酬の介護系サービスが含まれることとなった。

【社会医療法人・特定医療法人の社保収入要件に関する通知】
・「医療法施行規則の一部を改正する省令」等の交付について（通知）
　医政発 0327 第 23 号　2018 年 3 月 27 日
・特定医療法人の承認要件の見直し等について
　医政発 0330 第 3 号　2018 年 3 月 30 日

◎持分なし医療法人への移行の検討

　経過措置医療法人から持分なし医療法人への移行は、現時点では各医療法人の任意の選択によるものであり、強制はされない。また、移行にあたり必ずしも認定医療法人の制度を活用する必要はない（認定医

療法人制度を活用せずに、贈与税非課税で持分なし医療法人へ移行する場合の要件は従来通りである）。医療法人内で検討した結果、認定医療法人のメリットである「税制措置」や「融資制度」の支援を受けないのであれば、従来通り定款の変更により持分なし医療法人へ移行することは可能である。

　持分なし医療法人への移行に関しては、「出資持分に対しての相続税が課税されない」、「移行の方法によっては医療法人に対する贈与税が非課税になる」といったメリットが目につきやすい。出資者個人の財産という点から考えると、経過措置医療法人の出資持分は、出資者である社員が医療法人を退社するときや医療法人を解散するときに払い戻しを受けることが可能な金融資産である。長期間安定的な経営を続けてきた医療法人であれば、払い戻しを受ける金額が数十億円となるケースもある。出資持分を放棄して持分なし医療法人へ移行することは、出資者個人の財産権の放棄となるので、移行に際しては持分放棄に関して出資者の理解を十分に得ることが必要である。

Column 0 震災時の医療機関 BCP

⑤水道の供給停止時

　阪神・淡路大震災の時もそうでしたが、電気とともに重要なライフラインである「水」の供給が断たれた場合は苦労します。阿蘇の伏流水で地下水が豊富な熊本でも震災初期の水確保に泣かされた医療機関は少なくありません。飲食分以外に、手洗いや機器の洗浄、透析などに用いる診療用の水、洗面や水洗トイレなどの生活用水に大きな支障が出ました。平日・休日別に1日当たり何トンの水を自院で使用しているのか、貯水槽の容量も含めて把握しておくと、給水車を要請する際の目安になります。

　飲料水は、震災初期を除けば全国から支援物資として大量に届けられます。しかし、生活用水の確保は立地や被害状況に伴う復旧のスピードに左右されます。貯水槽が耐震・免震構造の病院建物と別の場合、接続部分に亀裂が入ったり、タンク自体が損傷したりしてしまうことがあります。

　井戸水は汲み上げ用の電源が停止した場合の対応が必要です。また、井戸水の水質検査依頼先も医療機器の点検依頼先と同様に非常時の連絡先に入れておきます。

　病院は重要なインフラの一つであることから、過去の震災では水道局などに強く申し入れることで、優先的に給水につながったケースもあります。

Ⅴ 病院経営管理の再構築のために

21 病院経営管理の再構築ステップ

■病院経営管理の再構築に至るステップ

　病院経営管理を再構築するにも、一足飛びに結果を求めるのではなく一つひとつのステップを確かめながら、改善を進めるとよい。筆者らは、そのためには以下のような五つのステップがあると考える。

　第1ステップ：現状に対する正確な把握（経営会議の開催）
　第2ステップ：明確なビジョンと戦略を挙げる
　第3ステップ：主体性を育む改善活動を促す
　第4ステップ：早期の成功体験を得る
　第5ステップ：ビジョンを追い求める改善活動の継続（経営会議の継続）
　第1から第5までのステップはPDCAの展開そのものであるといえよう。

■第1ステップ：現状に対する正確な把握（経営会議の開催）

　まず経営会議にて自院の現状、各部門の現状、他施設との連携状況を把握し、「Ⅱ. 病院経営環境を変化させる要因」の観点からも経営環境変化を正しく捉えることから始める。同時に、自院の"強み"と"弱み"を分析する必要がある。その"強み"をいかに磨きあげるかが極めて重要となる。さらに、その"強み"で地域に貢献し続ける必要がある。

　この現状把握の段階において、経営幹部陣の問題の捉え方が極めて重要となる。主体的に問題を大局的に捉え、問題解決に導くのは経営幹部陣である。この主体性は問題の捉え方で決まる。さもないと、"問題の押し付け"から始まることになり、職員にとっては"やらされ感"しか感じないことになる。

■第2ステップ：明確なビジョンと戦略を挙げる

　第1ステップで「現状に対する正確な把握」から得た自院の"強み"を捉えることから、自院の明確なビジョンを描くことになる。この時のポイントはオンリーワンの"強み"を浮き彫りにし、その"強み"の磨きあげ（志の高さ）が重要となる。志の高さは医療従事者には極めて必要であり、この志の高さが人材を引き寄せるパワーとなる。

　また、この"強み"の磨き上げにより地域を支え、支えられる医療機関としての使命を全職員が実感できることが重要となる。病院はその地域で、未来永劫存続しなければならない使命がある。そのためには、地域のニーズに応えるという側面と地域に根差し、地域を支え、地域を守っていく基盤となる必要がある。厚生労働省が策定した『保健医療2035提言書』（2015年）では、このことを、「個々の病院は診療行為の実態や費用対効果の改善に向けた課題を、地域における自らの位置づけを踏まえ

て把握する。このことにより、各医療機関が、個々のサービス向上を図るだけではなく、地域医療における役割を果たすための連携体制を構築する必要がある」と記載されている。もちろん、地域包括ケアシステムを実現する主体者としてのビジョンも問われる。

■第3ステップ：主体性を育む改善活動を促す

上述した活動の一つ目が"部門別改善活動"である。これは病院ビジョンと確実にリンクしなければならない。何故なら、全職員のベクトルを合わせる上で極めて重要であるからである。また、現場からの問題点が部門長に報告され、問題点が改善されていく過程において、PDCAを展開するためのコミュニケーションが活発になされ、部門が活性化されていく機会が創出される。

二つ目の活動が"部門連携改善活動"である。部門連携という病院最大の課題を解決するスタートである。この部門連携改善活動はダイナミックに病院を活性化する可能性がある。

この改善活動は、初期は病院の方針としてトップダウンでスタートを切っても、職員の主体性を育む機会創出となるように管理者はリードする必要がある。この時最も重要なものは"問題の捉え方"である。問題の捉え方に主体性があれば、問題解決後に発生する新たな問題を次々と捉えることができる。

■第4ステップ：早期の成功体験を得る

改善活動の中で、早期の成功体験を得ることで、職員に自信を持たせることとなる。また「やればできる」という風土が生まれ、病院全体を活性化させる。早期の成功体験とその反省から上がってきた課題を、次回の計画に展開させるPDCA展開力を院内に大きく育てる必要がある。PDCAを回すことは簡単ではないが、「なぜ回せなかったのか」という要因をきちんと把握すれば、次回のPDCAのレベルは確実に上がる。

■第5ステップ：ビジョンを追い求める改善活動の継続（経営会議の継続）

経営環境は常に変化している。この経営環境への適合を経営会議を通じて行う。もちろん、病院の経営管理レベルが進化すれば、経営会議の運営も進化していく。

先述の『保健医療2035提言書』では、2035年の保健医療のあるべき姿を次のように表現している。

「どのように環境が変化しても、保健医療が果たすべき役割、実現すべき価値を守らなければならない。それは『健康長寿の実現』であり、それを支えるシステムは『人々が世界最高水準の健康、医療を享受でき、安心、満足、納得を得ることができる持続可能なもの』であり、『我が国及び世界の繁栄に貢献するもの』でなくてはならない。これが保健医療の目標である。このような保健医療は、年齢、疾病や障害に関わらず、あらゆる人に、自らの能力を発揮できる持ち場をもたらし、　お互いを尊重する社会の礎となる。特に地方での雇用を支え、経済活動の基盤としての存在感を高めていく」。

限られた経営資源は、人口減少に伴い、さらなる制約を受けることとなる。このような環境下で、地域に貢献し、地域を守っていく基盤として、存在感を高めるためには、院内の経営管理のレベル向上のみならず、地域のあらゆる資源（民間会社、NPO法人、社会福祉法人、ボランティア団体など）、保健医療福祉の最適化までを常に考えて主体的に行動しなければならない。この核となるのが経営会議である。

■病院単独から地域展開へ

　上述したように、この五つのステップはいわば PDCA サイクルである。しかし、病院単独の PDCA 展開だけではこれから生き残っていくためには極めて困難である。地域再生や地域存続を目指す PDCA 展開にも主体的に参加しなければ地域が守っていけないからである。その地域における PDCA 展開のマネージメント役とリーダー役を医療機関が積極的に担っていく必要があると思われる。

Column❽ 震災時の医療機関 BCP

⑥震災対策マニュアル

　最近では大半の病院が震災などの非常時用マニュアルを備えていますが、ほとんどのマニュアルは理事長/院長室や事務室の棚に並んでいるため、地震で本棚が転倒すると、取り出すことができない恐れがあります。このため、病棟や救急部門に分散して配置、あるいは電子ファイル化したものをクラウドで管理するか、スマートフォンにダウンロードしておくことも一案です。

　マニュアルは、事細かく記していない災害初期用のページを用意しておくと便利です。複雑なマニュアルをじっくり読む余裕がないことを想定して、最低限確認するべき項目を暗くても読めるように大きな文字で記しておきましょう。

　マニュアルには、各建物・フロアの平面図と駐車場などの周辺図も添えておくと、下記の場所が書き込めて便利です。

○建物損壊状況による立ち入り禁止エリア・可能エリア

○立ち入り制限区域（職員、患者・家族、マスコミ別に禁止区域を決定）

○救急患者のトリアージ場所

○余震時の患者集合場所

○使用可能なエレベーター、トイレ

○応援に来る医療職の受付場所

○支援物資の保管および仕訳の場所（食糧・水、医療材料とそれ以外（毛布など）に区分）

○在院患者リストの集約場所

○家族を探しに来る人用の伝言掲示板の場所

○ボランティア室（行動可能証明書を発行）

○遺体の保管場所　など

VI
成果が上がる
経営会議の
進め方

Ⅵ 成果が上がる経営会議の進め方

22 経営会議は なぜ必要なのか

■経営会議のレベルが病院経営を決定する

　本書では、たびたび院内での経営会議の重要性を述べてきた。経営会議の運営レベルが明日の病院経営を決定するといっても過言ではない。そのような認識で会議にのぞむことが重要であるとも述べた（Ⅴ章）。

　言うまでもないが、病院は会議が多いところである。では、なぜ経営会議が重要であると考えるのかを改めて述べてみたい。

■経営会議は組織的な行動を喚起するものでなければならない

　試しにこの会議に費やされる時間をお金に換算してみよう。きっと莫大なものとなるはずだ。このような会議をわれわれはなぜ行うのであろうか。その理由としては以下のものが考えられる。

・偏った結論をなくすため
・協力および連携体制をつくるため
・会議参加者に責任感を持ってもらうため
・部門と部門のミゾを埋めるため
・各種の情報を共有するため

　会議は、複数の人の英知を集め組織的な行動を喚起するものでなければならない。故に、病院の経営会議では以下の成果（アウトプット）が要求されることとなる。

・病院の戦略変更および決定
・病院の戦略推進管理
・病院の戦略や戦略推進に影響を及ぼす意思決定
・病院ビジョンの達成に導く（病院の業績を向上させる）方針の決定

■経営会議は経営管理の核である

　会議にて明確な成果（アウトプット）が現れない場合は、会議運営に何らかの問題があると考えるべきであろう。会議に対するインプット（情報）、会議運営方法、会議出席メンバーの能力、会議司会者の力量等々を分析すれば問題は自ずと明確になるはずである。

　この経営会議は経営管理の核となるものであり、参加する経営陣には、経営管理能力が要求される。よい経営会議は経営管理機能を強化し、経営陣の経営能力を高める。また、優秀な経営幹部陣はよい経営会議を導いていくことが責務であり、成果の上がる経営会議を継続的に開催していただきたい。

VI 成果が上がる経営会議の進め方

23 成果が上がる 経営会議の条件

■成果が上がる会議のために整備することとは

　経営環境の変化に対して経営幹部陣は敏感に対応し、ダイナミックな革新をも実践していかなければならない。そのためには"経営会議"を経営管理の核と位置づけるとともに、常に経営戦略を意識した会議運営が必要となる。また常に経営会議のあり方を見直し、会議のレベルを向上させ病院ビジョン達成のための最大の手段として機能させなければならない。

　経営会議で成果を上げるためには、整備しておきたいことがある。以下に紹介する。

　①経営課題解決スピードを向上させる仕組みを構築する
　②明確な経営体質改善目標を設定する
　③経営管理を明確に行えるよう経営会議を運営する
　④優秀な議事進行者を育成する
　⑤イノベーションを喚起する仕組みを構築する

■経営課題の解決スピードを向上させる

●仕組みの構築

　経営陣自らが課題認識と課題解決策をスピーディーに立案できることが経営管理上最も重要なことである。

　病院を含めた企業体の成長・発展のキーは、自らの経営課題を正確に認識し、その課題解決策を確実に実践できる風土を作りあげることである。これを促進する柱が経営会議ということになる。病院で働くスタッフが、強烈な使命感と自院にプライドを持ち、自主的な経営改善が継続される経営体質が必要である。

　例えば、自院の医業収入における課題とその課題解決を考えることにする。言うまでもなく病院の収入は基本的には患者数×診療単価で決定され、ここから医業原価と一般管理費を差し引くと医業利益が確定する。この利益が生み出される構造を分析する手法について経営幹部陣が共有しようとするアプローチを紹介する。収入は基本的に以下の要素に大きく左右される。

　①マーケットニーズに対する医療総合サービスの適合度
　②診療報酬への適合度（診療報酬は病院機能に対する評価である）
　③病診連携度（他の医療機関との連携、広義には地域社会との連携）
　④医局を中心とする診療技術力および診療方針
　⑤院内業務システムの精度（各部門の業務レベルと院内の部門連携度）

　これをもとに収入分析アプローチ（図16）と収益分析アプローチ（図17）を展開し、そこから院内の課題とその解決のための分析について全員で共有するための考察シートを作成することができ

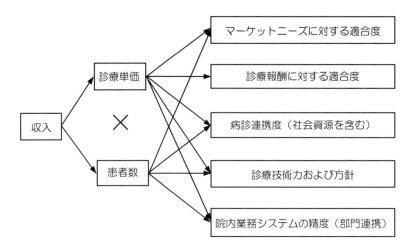

図 16　収入分析アプローチ

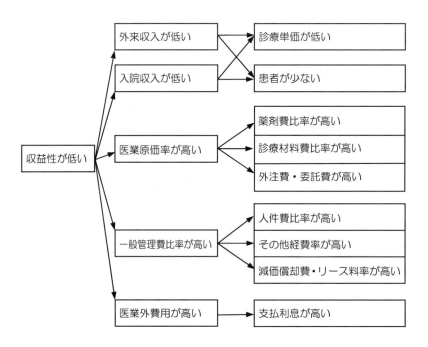

図 17　収益分析アプローチ

る。表 10 は参考として用意したもので、これをベースにして自院オリジナルのものを作成し、経営幹部陣で課題整理方法を共有していただきたい。こうして課題解決策をスピーディーに展開できる土壌ができあがることになる。

■六つの経営体質改善目標を明確にする

経営体質改善目標を明確化し、目標管理が行えるようにすること。この目標設定は経営管理の基本である。

経営管理を行うためには明確な目標設定が必要である。目標なくして経営管理は行えないのだが、多忙な病院ではこの基本を忘れがちである。V章で簡単に述べたが、経営体質改善を主眼とするため、以下の目標が必要となる。

①経営戦略目標

②組織構造改善目標

③部門別改善目標

④部門連携改善目標

⑤各種プロジェクト計画目標

⑥財務体質改善目標

以下、各目標について簡単に紹介する。

●①経営戦略目標（今後の成功要因の明確化）

自らの強みを市場に適合させ、病院を持続・発展させるシナリオを描くことが理事長/院長の最大の責務である。

経営戦略とは今後の経営環境変化を読み切り、成功要因を明確にして経営資源を最適配分することである。この戦略立案は経営者にとって最も重要な仕事である。この戦略を考える時には医療行政等を中心とする経営環境変化の読みが最も重要となるが、この背景には冷厳な市場原理が存在することを忘れてはならないだろう。それは、つまり消費者が求めるレベルの医療サービス（品質と価格等）を医療機関が提供できているかどうかということである。

・医療と市場原理

例えば、近年、よく見られるようになった医療フォーカス・ファクトリーがある。医療フォーカス・ファクトリーとは診療科目を絞り込んだ形態で、対象疾患を絞り込み、件数を多く扱うことで、経営の効率化のみならず質の向上も実現しようというものである。ヘルニア専門病院やガンの診断治療から心理面のサポート、疼痛管理までをトータルに行うチェーン医療機関等である（ヘルツリンガー、2000年）。日本の医療は行政による規制の強いサービス市場ではあるが、非高齢者が主な対象となるものの医療フォーカス・ファクトリーの出現は市場原理が生み出した最も効率的な業態であり、戦略立案において参考になるだろう。一般企業においても、この発想は市場に生き残るヒントになるだろう。

ここで市場に生き残るためには何が必要なのか考えてみよう。原則を紹介しておく。市場で生き残るための五つの原則を東京大学名誉教授・伊藤元重はその著書『市場の法則』（1998年）の中で説いている。第一の原則は、もっと頑張ること（営業時間を長くしたり、原価を削ったりする。これは医療機関で言えば、診療時間を延長したり、医業原価のロスを削減したりすることである）。第二の原則は、競争をなくすこと（規制強化をして競争をなくす。医療業界では医療法により広告宣伝活動が強く規制されている）。第三の原則は、競争相手を抹殺すること（合併や吸収。これは医療業界でも大型化を図る病院が中小病院を買収している事例が多い）。第四の原則は、不利な競争をやめること（競争する土俵を変える。急性期病院としての競争をやめて療養病床として生き残る競争をする）。

表10　定量的データからの課題考察シート

問題領域		課題と課題解決の方向性	
外来収入が低い	患者単価が低い	（診療報酬に対する適合度） ・指導管理等が少ない ・保険請求にモレがある ・査定/返戻が多い （院内業務システムの精度） ・診療科間連携が弱い ・リハビリ部門の稼動率が低い （マーケットニーズに対する適合度） ・軽傷患者が多い ・初診患者が少ない	○マーケット戦略の見直し ○診療技術力および方針の見直し ○病診連携戦略の見直し ○院内業務システムの改善（部門連携） ○医事の保険請求業務能力向上
	患者数が少ない	（マーケットニーズに対する適合度） ・診療圏内の市場が縮小している（過疎地域） ・認知度が低い（PR戦略） （病診連携） ・他の医療機関との連携が弱い （診療技術力および方針） ・診察・治療内容が患者に満足されていない	○診療圏ポジションの見直し（サテライト診療所もしくは連携戦略の見直し） ○広報戦略の見直し ○診療技術力および方針の見直し
		（マーケットニーズに対する適合度） ・診療圏内シェアが低い（他医療機関の方が患者吸引力がある） ・再来患者が少ない ・親派患者が少ない（口コミ効果が生まれない）	○診療技術力および方針の見直し（競合医療機関分析） ○在宅支援機能の見直し ○診療圏内でのニーズ分析
入院収入が低い	病床利用率が低い	（診療技術力および方針） ・外来患者からの入院患者を発掘できていない ・退院患者のフォローが行えていない （病診連携） ・他の医療機関との連携が行えていない	○診療方針の見直し ○病診連携戦略の見直し
		（診療技術力および方針） ・救急件数が少ない	○救急体制の見直し ○地域の救急隊との連携強化
		（院内業務システムの精度） ・施設基準に適合していない	○病棟におけるハードの見直し
		（院内業務システムの精度） ・ベッドコントロールが行えていない	○ベッド管理システムの見直し(部門連携)
	入院単価が低い	（診療報酬に対する適合度） （診療技術力および方針） （院内業務システムの精度） （病診連携） （マーケットニーズに対する適合度） ・平均在院日数が長期化している	○入院治療計画の明確化 ○退院基準の整備 ○看護体制の整備 ○クリティカルパス導入 ○カンファレンスの充実 ○在宅支援機能の強化 ○ソーシャルワーカーの充実 ○退院後の受け入れ先の確保 ○リハビリ機能の強化
		（マーケットニーズに対する適合度） ・手術件数が少ない （診療報酬に対する適合度） ・入院基本料加算項目が算定できない ・特定入院料が算定できない	○マーケット戦略の見直し
		（診療報酬に対する適合度） ・保険請求に不備がある	○医事保険請求業務能力向上 ○他部門との連携強化

		（院内業務システムの精度） （マーケットニーズに対する適合度） ・特定療養費（差額ベッド、高度先進医療の提供、予約診療等）が獲得できていない	○マーケット戦略の見直し ○総合戦略の見直し
医業原価率が高い	薬剤費率が高い	（院内業務システムの精度） （診療報酬に対する適合度） ・在庫管理が行えていない ・無計画な医薬品の購入 ・保険請求に不備がある ・購入単価が高い ・診療ガイドラインの不整備	○発注管理の適正化 ○在庫管理システムの構築 ○医事課と薬局部門による薬剤使用量チェックおよび保険請求もれ牽制システムの構築（部門連携テーマ） ○SPDの導入 　（Supply Processing & Distribution） ○診療ガイドラインの確立
	診療材料比率が高い	（院内業務システムの精度） （診療報酬に対する適合度） ・在庫管理が行えていない ・無計画な診療材料の購入 ・マスターメンテが定期的に行えていない ・購入単価が高い ・保険請求に不備がある	○発注管理の適正化 ○在庫管理システムの構築 ○医事課と診療在庫管理者による使用量チェックおよび保険請求もれ検索システムの構築（部門連携テーマ） ○SPDの導入
	外注・委託費が高い	（院内業務システムの精度） ・業者選択に誤りがある ・契約内容が不適切である ・予算管理が行えていない	○業者選択の基準作り ○契約内容の見直し
医業経費率が高い	人件費率が高い	（院内業務システムの精度） ・賃金決定の仕組みの不備 ・残業手当が多い	○人事評価システムの構築 ○部門ごとの業務の見直し
		（院内業務システムの精度） ・間接部門の人材が過剰	○部門ごとの業務の見直し ○アウトソーシングの活用
		（マーケットニーズに対する適合度） ・不採算診療部門がある	○経営戦略の見直し
	一般経費率が高い	（院内業務システムの精度） ・ムダな経費が多い ・経費管理が行えていない	○予算管理制度の導入
	減価償却費・リース料が高い	（マーケットニーズに対する適合度） ・病院設備において生産性の低い部分がある	○医療機器設備の有効利用 ○検査機器ごとの貢献利益の明確化
医業外費用	支払利息が多い	（院内業務システムの精度） ・銀行との交渉力が弱い	○財務体質の強化（自己資本比率の向上） ○銀行との交渉において、経営体質改善と体質改善過程を定期的にアピールする ○今後の金利上昇に対するリスクヘッジ対応強化（金融商品の学習）

第五の原則が差別化である。差別化は他と違ったことをする、他との違いを際立たせるということである。企業は差別化をしようとして、相手と同じ土俵でまともに競争するのではなく、自分に有利な土俵で競争しようとする。また、その土俵が極めて特化されているときには外からの参入が難しくなる。この説の結論は、自分の強みを生かした土俵（得意分野）に経営資源を絞り込むということであり、医療機関でも得意な診療領域に絞っている場合が多い。医療フォーカス・ファクトリーはこの究極の概念であり、自分の得意分野に絞り込み、その分野における症例件数を多数蓄積し、品質を向上させると同時に、業務の標準化と学習効果によるコスト削減を実現させるものである。

・マーケットの成長性

この市場原理の浸透と日本の現状を考えた時に、医療機関の経営者であれば次のキーワードで戦略を考え競争力を強化しておく必要がある。

競争力 ＝ マーケットの成長性 × 自らの強み × 診療報酬との適合

医療・介護のマーケットの成長性は、人口の増減次第ではあるが、高齢化が進めば外来患者数は減るが、入院は成長が続く（表11【参考】）。とりわけ肺炎、心疾患、脳血管疾患の入院患者は、2005年を1とすると、2055年にはそれぞれ2.22、2.15、2.05と右肩上がりが続く見込みである。一方、悪性新生物や神経系の疾患は2035年をピークに減少傾向の見込みである（厚生労働省が国立社会保障・人口問題研究所の将来人口推計及び患者調査から推計）。介護分野は都市部を中心に2025年以降増加し、福祉も併せてマーケットは拡大する。また認知症に対するマーケットも急速に拡大していく。高齢者に対する中長期の急性期医療（合併症への対応力）市場と併せて無視できない。

内閣官房・内閣府・財務省・厚生労働省による「2040年を見据えた社会保障の将来見通し」によると、日本の社会保障給付費は高齢者人口がピークとなる2040年には最大190兆円になり、2018年度見通し121.3兆円の1.6倍にも達する。

このようなマーケットの成長性を考慮しながら、自らの強みをどこに展開していくかを考えなければならない。また、この強みを対外的に明確にすることにより、他の医療機関との連携もスムーズに進むであろう。紹介患者を増やし紹介率を高めることも経営上重要度を増しているが、総花的にサービス力を強化してきた医療機関では紹介率を上げることは難しくなるであろう。しかしながら、人口減少と高齢化が進む地域では急性期医療に特化しても、高度な急性期医療を必要とする重症患者の獲得が難しく、急性期～回復期～慢性期～在宅～看取りまでのフルラインのサービス提供（他施設との連携を含む）をせざるをえない。専門特化型か患者の囲い込みのためのフルライン型かの選択は人口動態と地域の医療・介護資源を慎重に分析し判断しなければならない。地域内で早期に特化戦略を取り、回復期リハビリテーション病棟や地域包括ケア病棟等の回復期分野に注力する病院は存在感を示している。絶対優位なサービス力を持続できれば高齢者増の中でなくてはならない存在として展開できる。今後、回復期リハビリテーショ病棟等にはアウトカムが一段と要請されるため、質を高める努力を怠ってはいけない。中途半端なサービス力では集患できない恐れがあるというリスクを一方では考えておかなければならない。特化すればするほど市場は限定され、診療圏を拡大しなければならない。市場浸透スピードを冷静に判断し、財務戦略に反映させなければならない。

・保健・医療・介護・福祉サービスに対する戦略

保健・医療・介護等の中でどのようなサービスを提供していくかは表12の保健・医療・介護・福祉総合戦略検討マトリックスを参考にして検討していただきたい。保健におけるサービスは患者発掘機能として重要である。また、元気な高齢者を増やす意味でも「健康日本21」（図18）の行政施策にも配慮しながら保健サービスを提供していかなければならない。

医療は大きく急性期と回復期と慢性期の三つに区分されるが、さらに地域においてどのような機能を保有すべきかを慎重に考え、差別化を考えなければならない。また、明確な機能を保有しなければ特定入院料等の診療報酬上のメリットは享受できなくなっている。もちろん、自院の存在意義を明確にしての病病・病診・病介といった連携を含むネットワーク戦略も構築しておかなければならない。介護保険サービスにおける第三者評価もすでに一般的になり公表もされ、市場原理が機能している。また患者を獲得するために介護サービスを展開している事業所は、この市場原理の力を想定して、地

VI．成果が上がる経営会議の進め方

表 11　2040 年を見据えた社会保障の将来見通し
（内閣官房・内閣府・財務省・厚生労働省）

高齢者人口がピークを迎える 2040 年頃を見据え、社会保障給付や負担の姿を幅広く共有するための議論の素材を提供するために、一定の仮定をおいた上で、将来見通しを作成（経済財政諮問会議　平成 30 年 5 月 21 日の資料をもとに作成）

本見通しは、「人口減少・高齢化の進展する中での持続可能な経済財政の構築に向けて〜中長期展望と政策対応〜」（平成 30 年 3 月 29 日、経済財政諮問会議資料）を受けて、2040 年頃を見据え、社会保障の給付と負担の姿を幅広まく共有するための議論の素材を提供するために行うもの

〈社会保障給付費の見通し〉（ベースラインケース）

		2018年度		2025年度		2040年度	
		兆円	GDP比	兆円	GDP比	兆円	GDP比
給付費　（現状投影） （計画ベース）		121.3	21.5	140.4〜140.8 140.2〜140.6	21.7〜21.8 21.7〜21.8	188.5〜190.3 188.2〜190.0	23.8〜24.1 23.8〜24.0
	年金	56.7	10.1	59.9	9.3	73.2	9.3
	医療＊（現状投影） （計画ベース）	39.2	7.0	①48.7　②48.3 ①47.8　②47.4	①7.5　②7.5 ①7.4　②7.3	①68.3　②70.1 ①66.7　②68.5	①8.6　②8.9 ①8.4　②8.7
	介護　（現状投影） （計画ベース）	10.7	1.9	14.6 15.3	2.3 2.4	24.6 25.8	3.1 3.3
	子ども・子育て	7.9	1.4	10.0	1.5	13.1	1.7
	その他	6.7	1.2	7.7	1.2	9.4	1.2
負担額　（現状投影） （計画ベース）		117.2	20.8	139.2〜139.6 139.0〜139.4	21.6〜21.6 21.5〜21.6	185.9〜187.7 185.5〜187.3	23.5〜23.7 23.5〜23.7
（参考）　GDP		564.3		645.6		790.6	

＊医療は、単価の伸び率の前提に応じて、①および②と表示している
計画ベースは、地域医療構想、医療費適正化計画、第 7 期介護保険事業計画を反映した場合

【参考】		2018年度	2025年度	2040年度
[医療]入院患者数　（現状投影） （計画ベース）		132 万人	144 万人 132 万人	155 万人 140 万人
[医療]外来患者数　（現状投影） （計画ベース）		783 万人	790 万人 794 万人	748 万人 753 万人
[介護]施設利用者数　（現状投影） （計画ベース）		104 万人	129 万人 121 万人	171 万人 162 万人
[介護]居住系利用者数（現状投影） （計画ベース）		46 万人	56 万人 57 万人	75 万人 76 万人
[介護]在宅利用者数　（現状投影） （計画ベース）		353 万人	417 万人 427 万人	497 万人 509 万人

※医療保険の 2018 年度における保険料は 2018 年度実績見込み（協会けんぽは実際の保険料率、健保組合は健康保険組合連合会「平成 30 年度健保組合予算早期集計結果」より、市町村国保は予算ベースの所要保険料、後期高齢者は広域連合による見込みを基にした推計値）。また、2025 年度及び 2040 年度の保険料は 2018 年度の保険料と各制度の所要保険料の伸びから算出
※介護保険の 2018 年度における 2 号保険料の健保組合の値は、健康保険組合連合会「平成 30 年度健保組合予算早期集計結果」による。また、市町村国保の保険料額は、一人当たり介護納付金額の月額について、公費を除いた額。2018 年度におけるそのほかの保険料は、実際の基準保険料額・保険料率

域における差別化戦略を発揮していく必要がある。介護保険適用外のサービス分野まで視野に入れ、価格競争も踏まえたサービス体系を考えなければならない。例えば老後の住まい（ケアハウス、有料老人ホーム、サービス付き高齢者住宅、介護医療院など）に関わる領域はまさに市場原理が最も働いている市場であり、マーケティング能力が最も問われる分野である。

　自らの強みを活かし、保健・医療・介護・福祉分野にどうポジショニングしていくかを戦略的に発想していく必要がある（図 19）。

105

表 12　医療・保健・介護・福祉総合戦略検討マトリックス

	保健	医療		介護・福祉	
		急性期機能	回復期・慢性期機能	介護保険適用	介護保険適用外
施設サービス	THP 人間ドック 企業健診 疾病予防センター メディカルフィットネス （42条施設）	特定機能病院 臨床研修指定病院 地域医療支援病院 開放型病院 一般病院			
		特定入院料：救命救急入院料／特定集中治療室管理料／ハイケアユニット入院医療管理料／新生児特定集中治療室管理料／総合周産期特定集中治療室管理料等々			
			地域包括ケア病棟 回復期リハビリテーション病棟 特殊疾患療養病棟 緩和ケア病棟 老人性認知症疾患療養病棟 療養病棟		
				介護医療院 介護老人保健施設 介護老人福祉施設	
					養護老人ホーム ケアハウス 有料老人ホーム 高齢者生活福祉センター サービス付き高齢者住宅
在宅サービス				訪問入浴介護 デイサービス 小規模多機能（看護小規模多機能） デイケア 訪問リハビリ 訪問看護サービス 福祉用具貸与 居宅療養管理 ショートステイ グループホーム	配食・外出支援サービス 緊急通報サービス 軽度生活援助事業 生きがい対応型デイサービス事業 住宅改修の相談・助言
		訪問看護サービス等			

Ⅵ.成果が上がる経営会議の進め方

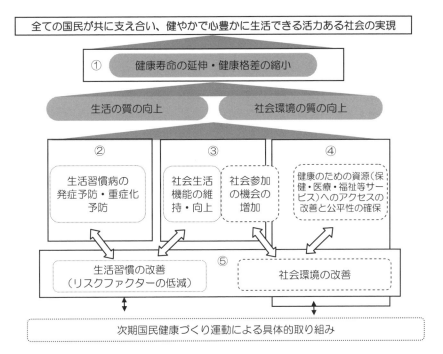

図 18 「健康日本 21」の概念図
厚生科学審議会地域保健検討増進栄養部会、他：健康日本 21（第 2 次）の推進に関する参考資料、厚生労働省、2012 年より作成

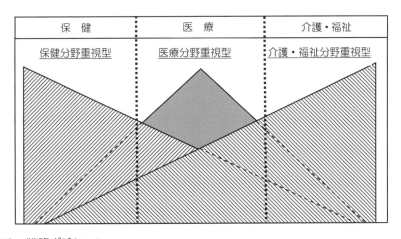

図 19 戦略ポジション

　保健・医療・介護・福祉サービスがそれぞれ充実すると、総合サービス力が強化されることになる。結果として、このサービス力によって患者の囲い込みがなされるのであるが、ここで留意したいことは各々のサービスが地域一番を目指し続けることが重要になる点だ。言い換えるならば、各々のサービスにおいて差別化できるものを持つ必要があるということである。しかし、自院の急性期病院の機能が地域で突出した信頼を得ているからと言って、訪問看護ステーションのサービス力が少し劣って

いてもよいと考えるのは間違っている。急性期から在宅支援までの各々のサービスがある一定の水準で維持されなければ患者に満足を与えることができないからである。各々のサービスが分化すればするほどサービスの質を統合して管理することが重要である。

●②組織構造改善目標

病院の最大の課題である部門連携を促進させる病院組織を常に目指しながら、組織設計をしなければならない。

組織構造改善目標は経営戦略に従い、戦略を推進する最も好ましい組織目標を意味する。参考［2］で紹介した岸川善光の総説（1999年）では、バーナード（Barnard CI）は、組織成立の基本要素を紹介している。それによると、バーナードは、

・共通目的（a common purpose）：組織構成員の努力が相互に調整され、全体として統合されるためには、共通目的が明確に組織構成員に理解されなければならない
・協働意欲（willingness to co-operate）：組織構成員が自発的に組織目的を受け入れ、その目的を達成するためには、協働意欲が不可欠である
・コミュニケーション（communication）：コミュニケーションとは共通目的と協働意欲とを結合し統合するものである。組織構成員には組織目的の内容を正しく伝達することによって、すべての組織構成員にその内容を支持してもらわなければならない

の三つが不可欠であるという。

上記の三つの基本的要件を満たすことが組織づくりには不可欠なのであるが、現実的には組織が複雑なために一筋縄では機能しない。一般企業においても毎年組織のあり方を模索し、改革に取り組んでいるのが現実である。

また、野中の総説（1983年）によると、ノーベル経済学賞受賞のサイモン（Simon HA）が、「組織の本質は意思決定を含む情報処理システムであり、組織の階層は、人間の認知ならびに情報処理能力の限界を克服するためにある」を提唱しているとしている。この考えをベースに病院組織のあり方を考えると、病院を訪れた患者の持つ情報や特性をいかに組織内に取り込み、チーム医療にスピーディーに活かせるかが最大の焦点となる。これを考えると病院の専門特化とチーム力の強化を目指す事業部組織（救急センター、脳卒中センター、透析センター、等々）を編成せざるをえない。この組織の最大のメリットは意志決定のスピードであると考えられる。一方で、高齢化に伴い合併症の患者も増加するので、診療科間連携の強化も極めて重要と言える。

在宅支援機能の充実から在宅福祉部なども病院組織の中で非常に重要となってきている。チーム医療の延長にこの部門を位置づけるのであれば、医局や看護部と同等の位置づけになる。このように組織が何を目指すかによって組織構造は様変わりする。

また組織構造改革を考える時に、往々にして病院は組織が硬直しやすいことを忘れてはならない。その原因としては第一に各部署が専門家集団であるため、専門知識と能力があれば昇進し、他部署や病院全体を見る意識が希薄となりがちなこと、第二に医師の指示・命令に従っていればよいという安心感から職員が自分の意見や方針を考えるという機会が少なくなり、自主性が醸成されない環境がある。このような病院の特性を考慮に入れて、組織を常に活性化させることを考えなければならない。この活性化を考えると、一般企業が取り入れている"マトリックス組織"の導入が妥当であろう（図20）。マトリックス組織とは、行列（横軸と縦軸）に二つの異なる部門をとり、それを井桁状にクロスさせた組織形態のことである。

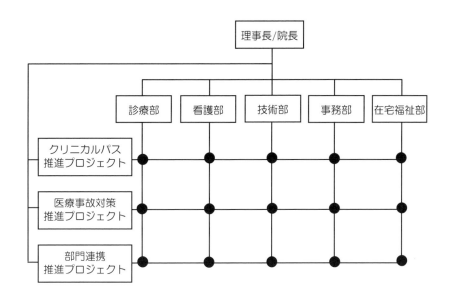

図20 病院におけるマトリックス組織

　部門間にまたがる様々なプロジェクト組織を編成し、組織的に問題解決に取り組むことで部門間の壁を破り、組織を活性化するアプローチと言えよう。プロジェクトリーダーは与えられた問題をどのように解決するかを真剣に考え、組織を成功に導くのであるが、実はこの経験が管理者育成につながる点も忘れてはいけない。

　最後に、組織の構造改善を考える時にもう一つ重要なことは、職員のヤル気をいかに引き出すかである。ヤル気というものは、その人に強烈な動機づけが行える上司の配置、チームを組む人との相性、昇給の決定方法等様々なことに影響される。職場では厳しい管理者でも、職場外で職員と大いに酒を飲むという飲ミニケーションを図る管理者も必要である。動機づけというものは様々な要素が絡み、いまだに研究段階であるが、少なくとも組織構造改革が経営戦略上非常に重要であることと、組織構成員一人ひとりは限りない潜在能力を保有する生身の人間であることを忘れてはならないだろう。

　最後に病院単独での生き残りは極めて厳しくなる。高齢化と人口減少が進むからである。地域医療構想の推進を視野に入れて、地域の限りある経営資源を考慮し、地域全体で生き残るという考え方が極めて重要となる。地域マーケティング室などが組織の中に設置され、自らの医療機関だけではなく、地域全体をどのようにデザインしていくか、その中での生き残り戦略が要請されることとなる。まさに、院内統合から院外統合への経営管理の枠を広げる必要がある。

●③部門別改善目標

> 部門レベルを向上させる弛まない改善活動なくして、病院の発展はあり得ないことを忘れてはならない。

　部門別改善活動は経営戦略目標からブレークダウンされた部門目標と考えてよい。基本的には部門長が経営戦略を受けて部門改善目標を設定することとなるが、この部門目標設定にあたっては理事長/院長からレビューを受けて、戦略目標との整合性のチェックを受ける必要がある。ここで理事長/院長のレビュー能力が問われることとなるが、この活動の具体的方法はⅦ章で述べる。

表13　急性期病院の財務面からみた現状と今後の課題

		現状に対する考察	今後の課題
収入面		（診療単価）	
		・心臓血管外科等の診療単価が極めて高い科目を幾つか保有している	・患者集客のために、一方では不採算科目を保有せざるを得ない（診療科目の連携が重要課題）
		・入院在院日数の短縮が、単価アップにつながる（脳外科の患者の在院日数短縮は大きな課題）	・病床回転率を高く維持するために、実患者を常に蓄積する必要がある（病診連携による紹介率のアップは必要不可欠）
		・看護配置を上げることにより、一般病棟入院基本料はアップしてきたが、基本的には入院患者像に適した看護配置が必要	・看護師による業務改善（効率化）は必要不可欠 ・時間あたりの労働効率管理も今後は必要
		・特定入院料は病院が保有する機能に着目した点数であり、急性期病院としての存在価値を表すこととなる（救命救急入院料や特定集中治療室管理料等である）	・特定入院料は施設基準のハードルが高く、経営上におけるリスクも伴うが、機能の磨きあげとしては必要不可欠
		（患者数の増加）	
		・地域の中核クラスとなると、外来患者が極めて多い	・待ち時間が長く、3分間診療となっているが、予約診療を行うほどのドクターを抱える財務的な余裕がない場合が多い。また、一方では法定医師数の制限がある ・200床以上の場合は外来の適正化と入院医療の質の向上が要請される（入院と外来の収入構造転換） ・地域医療支援病院であれば、一般外来は縮小 ・200床未満の場合はかかりつけ医機能が重視される
経費面		・医薬品費等の抑制コントロールが損益を大きく左右する	・医業収益ー材料費（医薬品費、診療材料費、給食用材料費等）が今後の経営の重要ポイント ・原価抑制には戦略的なSPDの導入は必要不可欠 ・クリニカルパスによる疾病ごとの原価管理も要求される
		・高度医療を行うための設備投資額が大きく借入やリース料の増大につながる	・高度医療を支える高額医療機器の稼動率を高めるためにも地域における連携は必要不可欠 ・高度医療に対する莫大な設備投資は借入金を増大化させているので、金利上昇に対するリスク管理が重要 ・オーバースペックに注意
		・大学からの技術力のあるドクターを招聘するための経費が膨らむ	・地元医大とのパイプづくりのために、非常勤ドクターを雇用せざるを得ない関係がある（寄付金の増大） ・民間の急性期病院の夜間帯はドクターが手薄となっているが、この部分をいかに強化するかは大きな課題 ・医師も供給過剰傾向であり、医師の人事管理も今後重要であり、人件費抑制の鍵を握る
		・急性期病院の性格上、スタッフの業務内容は激務であり、診療報酬アップ率を上回る人件費の上昇があり、収益性を圧迫する	・働き方改革をふまえた業務の見直し、業務の効率化が必要不可欠
			診療報酬の改定による収入アップは見込めない。財務内容も脆弱であり、院内スタッフの総力を挙げて業務の効率化を図る必要がある。この効率化のキーは経営管理の強化にほかならない

VI. 成果が上がる経営会議の進め方

表14　療養病床の財務面からみた現状と今後の課題

		現状に対する考察	今後の課題
収入面	（診療単価）	・療養病棟入院料は医療必要度に応じて点数が設定される ・リハビリ等の出来高点数を確実に獲得することが収入アップにつながる ・在宅復帰機能強化加算や在宅患者支援療養病床初期加算等を多く算定する ・認知症患者への対応も必要不可欠	・看護師、介護職員の業務量が多く、疲弊しやすい環境にある ・看護師による業務改善（効率化）は必要不可欠 ・病床回転率を高く維持するために、急性期病院、在宅医、かかりつけ医等との連携が重要 ・在宅復帰率も問われるので、在宅復帰のためのサービスを整備する必要がある
		・介護医療院で8m²/床を要求している（経過措置期間あり）	・施設整備のためには設備投資が必要となる場合が多く、投資による負債の増大、金利負担が発生 ・将来の競合も視野に入れた整備
		・他院と差別化できる機能を保有し、収入アップを図らなければならない	・療養環境面におけるハード面だけではなく、ソフト面の競争に勝たなければならない。特に介護保険適用の病棟では第三者評価の影響が大きく、入念な準備が必要 ・介護保険適用と医療保険適用の混合型の場合が多いが、この構成比率を医療行政等を考慮しながら、変更する必要性がある
	（患者数）	・新患者数が少なければ入院患者のほとんどが長期化している恐れがある。療養型であっても、ある程度の外来収入が必要	・在宅支援機能（訪問看護ステーション、デイケア等）を強化し、ケアプランが軸で院内運営が整備されていること。この運営ノウハウの質が今後の生き残りを決定する ＊リハビリ部門の充実は急性期との連携においても必要不可欠
経費面	（医業原価）	・定額制の導入により医業原価が低く抑制されている	・病棟の投薬、検査等はマルメであるが、消費量は的確に把握する必要がある（医事課の役割が問われる）
	（人件費）	・外来部門の収益性が悪く病院全体での人件費比率が高くなっている	・外来部門の活性化が重要
		・外来部門において医師は人件費に見合った医業収入を獲得できていない	・地域の外来ニーズに応えるために、外来部門は閉鎖することができない。外来収入ウエイトを高めるには在宅機能を強化せざるをえない。もしくは元気な高齢者に積極的に関わっていくことが重要
			ケアプランを中心に院内スタッフがいかに連携できるかが重要である。また、院外における地域との連携をいかに組織的に推進できるかが重要である。このために療養型機能としての真の差別化が問われる

●④部門連携改善目標

> 部門連携は病院が取り組む永遠の課題と言える。部門連携強化には仕組みと人間関係を重視した「温かさ」が必要である。

　部門連携改善目標については、経営戦略と照らし合わせ、緊急度と重要度からテーマ設定することが好ましい。急性期病院における手術室の請求不備対策は、収益改善の視点から考えると緊急度および重要度ともに高いので医師、医事課、手術室、看護部、診療材料管理部門等で至急に取り組む必要

があるテーマと言える。部門の壁、人間同士の壁はちょっとしたきっかけで解決できる場合が多い。一日の仕事の終わりに職員同士が部門の壁を越えてくつろげるスペース（サロンのようなもの）の提供だけでも潤滑油となり得る。この活動の具体的方法もVIII章で述べる。

●⑤各種プロジェクト改善目標

> プロジェクト展開が病院の今後の大きな財産を生み出す。

　各種プロジェクト改善目標は、在院日数短縮、院内感染対策、待ち時間短縮、医療過誤対策等様々なものがあるが、問題に対してプロジェクトチームが問題解決マシーンのごとくすばやく正確に解決できるよう訓練を行い、問題解決のノウハウをシステム化できるまでプロジェクトのあり方を研究する必要があるだろう。これが今後の病院の隠れた大きな財産となる。

●⑥財務体質改善目標

> 財務体質は一夜にして改善することはできない。長期的な戦略を策定し、その推進を確実に進めるしかない。

　医療法人の財務体質改善目標は、基本的には医療法が要求する"自己資本比率 20％以上"が目標となる。この財務体質改善目標も上記①〜⑤の目標が達成された結果としての目標設定でなければならない。急性期病院は一般的に高額検査機器への投資額が多く、債務超過となっているところが多いのが現実であろうが、今後も検査機器への投資と院内情報システムの高度化のためのコンピュータ投資が必要となるであろう。このあたりも踏まえて長期的な財務体質改善目標計画を立案する必要がある。この時に考慮しなければならないこととして、金融機関との交渉がある。金融庁の支配下にある金融機関は金融検査マニュアルによる融資先区分基準が厳しく適用されており、金融機関独自の裁量で融資の決定は行えない。この現実を病院ははっきり認識した上で、金融機関は常に BIS 規制（国際決済銀行 BIS が定めた民間銀行の自己資本比率の国際的な規制）で淘汰（市場原理の嵐）されていくことを十分に検討しておかなければならない。

　結論として、毎年確実に利益を計上し、貸借対照表上における債務超過を一掃し、自己資本比率（医療法上は原則 20％以上）を向上させておくしかない。もちろん貸借対照表上における理事長/院長貸付金、理事長/院長借入金も消さなければならない。金融機関は理事長/院長貸付金を最も嫌うからである。

　また、忘れてはならないのは人件費の上昇である。収入に対する人件費ウエイトを抑制させる人事管理が病院には不可欠となる。病院では医師人件費のウエイトが高く、今後は医師評価・管理方法が問われる。

　この財務体質改善目標と経営戦略目標の関係は重要であり、経営戦略目標の結果としての財務体質改善目標があると同時に、この財務が制約条件として経営戦略を規定してしまう場合がある。このことについて急性期病院と療養病床に分けて表 13、14 にまとめた。

　これらの経営体質改善目標ができあがると、職員それぞれの仕事の目標までブレークダウンすることができる。しかし、ここで留意しておきたいのは、目標を達成させるために職員をリードしていくコーチ技術（動機づけ技法）を経営陣は磨いておく必要があるということである。なぜなら、現場の職員は日々過酷な業務に追われているため、なかなか業務改善に着手できない。この時に業務改善に着手する必要性を説明し、職員を動機づけし、業務改善における成功体験を早期に積ませるべくリードする技術が必要なのである。

VI.成果が上がる経営会議の進め方

■管理を明確に行えるよう経営会議を運営する

> 経営会議では経営の改善サイクルを確実に回していることを参加メンバーで実感できなければならない。

　経営会議には、理事長/院長を中心とするすべての各部門長が参加することが望ましい。組織が大きい看護部門においては看護部長および各病棟部長を出席させるべきである。また、診療部門から複数の医師を参加させることが重要であり、病院の経営内容を的確に理解し、改善の方向性に向けて積極的に病院をリードできる医師の育成が必要不可欠である。医師達が病院経営改善をリードした時の改善成果は目を見張るものがある。このように参加メンバーの選定は重要であり、慎重に決定しなければならない。参加メンバーを選定する際の基本的なポイントは、経営会議で決定したことを各部門に瞬時に周知でき、決定したことを確実に実践できるメンバーを入れておくことである。

　この経営会議運営において、議事進行役、議事録作成者を決めておく必要があるが、議事進行役（インストラクター）によって経営会議の質が決定されるので慎重に決定したい（求められる能力については次項、p119で述べる）。経営会議の開催は基本的には月1回約2時間とし（開催時期は前月の経営成績が決定したとき）、経営会議テーマとしては以下の基本的項目が挙げられる。

①前回経営会議の振り返り
②業績報告
③経営体質改善目標に対する進捗状況
④重要課題の検討
⑤経営環境変化に対する理解
⑥経営会議議事録の作成

●①前回経営会議の振り返り

> 振り返りは何事においても重要であり、成果を出したことを発表し合える会議にしなければならない。

　前回の経営会議の振り返りは、基本的には議事録で行う。担当者が前回決定した実践事項について、責任をもって成果・実施状況を報告する。実施できていない場合は、その原因、そして実施できるための課題と課題解決策を述べる。このような形で発表することによって担当者の責任感が醸成される。また、議事録担当者は実践事項についての5W1Hを明確にしておかなければならない（議事録の記入事例は「⑥経営会議議事録の作成」の項に掲載）。

●②業績報告

> 経営課題が明確に抽出できる業績報告でなければならない。

　業績報告については、基本的には「月次財務データ」、「月次診療行為別データ（各診療科ごとのデータ）」をベースにするなど、各病院の最重要課題を盛り込んだ経営データを用いる。短い時間の中でも病院の経営課題が浮き彫りになる経営データを準備する必要があるだろう。

　また、今後の医療行政では様々な診療行為が包括化される方向にあり、コスト管理もきめ細かく行っておく必要がある。例えば地域包括診療料等は包括される部分をきちんと計測しておく必要がある。また、診療行為別データの分析にあたっては、特徴が似ている病院同士の比較データ（診療科ごとの診療単価等）が医師たちに重宝がられる。今後はグローバルに診療行為別データを集め、ベストプラ

113

表15 医業利益管理のポイント

管理項目		管理ポイント
医業収入		・医業収入の増減要因を分析しておく （対前年比、対目標比を明確にしておく） （できれば季節指数を自院でとらえておく）
	入院収入	・ベッド稼動率の分析をしておく
	外来収入	・新患比率および受療率の増減を把握しておく
	保険外収入	・保険収入の伸びが期待できないので、この収入ウエイトが今後重要となる
	保険調整増減	・この要因分析は医事課にて行い、医局会に報告するルールを作っておく
医業原価		・医業原価率の増減要因を分析しておく
	薬品仕入	・薬品使用のABC分析により仕入額の適正値の検討、月末在庫数量の妥当性、保険請求額と実使用額との対比分析（医事課と薬剤部門との連携が必要） ・薬価差益管理も行っておく
	診療材料仕入	・上記と同じ分析が必要
	給食材料仕入	・給食部門の利益管理 ・材料仕入れ条件を定期的にチェックする
医業総利益		・医療機関は減収増益構造に転換する必要があり、この総利益管理が最も重要な管理データとなる。最近ではレセプト1枚あたりの利益管理が必要とされている
一般管理費用		・常に収入に対する比率をチェックする
	人件費	・人件費率抑制が今後の最大のテーマ
	その他経費	・予算との対比が必要
医業利益		・本業での利益を確実に確保する
医業外収益		・特殊かつ高額な収益はその要因をチェックする
医業外費用		・金利上昇に対するリスクヘッジが重要 ・銀行貸し渋りへの対策を検討しておく
経常利益		・資金繰りを考慮した必要利益を確保する

＊貸借対照表から自己資本比率、流動比率等は最低限チェックしなければならない
＊医療経済実態調査を定期的に利用して自院の課題を明確にする
＊上記の管理項目は病院会計準則の科目体系と異なるが、限界利益を把握するという意味合いもあり、あえて医業原価、医業総利益を表示している

クティスを追い求め、ベンチマーキングを行う必要があるだろう。以下に業績報告データとして必要なものを列挙したので参考にしていただきたい。

・業績報告データ①（医業利益管理関連データ）

　この医業利益管理関連データは月次単位で作成し、月次目標と対比することが好ましい。また、グラフ等を使い課題になる部分をあらかじめ浮き彫りにしておくとよい。管理のポイントを表15にまとめている。

・業績報告データ②（入院収入関連データ）

　入院収入関連データは急性期と慢性期によって目指す水準は全く違う。各病院の保有する経営戦略に従って明確な管理を行っていただきたい（表16）。

VI.成果が上がる経営会議の進め方

表16　入院収入管理のポイント

管理項目		管理ポイント
医業収入（入院）（一般病床）		・入院収入増減要因を以下のデータで分析する ＊季節指数はできるだけ考慮する
	平均単価	・これは診療科ごとで分析する必要がある
	新入院患者数 退院患者数 延べ入院患者数 1日当たり入院平均患者数	・入院ルートと退院先については調査しておくことが重要
	病床利用率	・医局、看護師、ソーシャルワーカー等の連携でベッドコントロールの精度を上げる必要がある
	平均在院日数	・これが急性期病院の最大の課題 ・DPC入院期間別の構成比を把握し、対策を練る
	オペ件数 全麻件数	・入院収入増減はこれによるところが大きい
	退院指導料	・件数とともに、説明・指導の質が問われる（関連部門との連携も重要）
	情報提供料	・病診連携力が問われる
入院レセプト枚数（療養病床）		・実患者数の増減はこれでみておく
	入院診療コスト	・療養病床等では投薬・注射・処置の一部・検査部分が包括されているので、コスト管理を行っておく必要（医師はこの傾向を把握しておく）
	介護度ランクごとの患者数	・介護ランク別ごとの患者数およびその介護に要する仕事量の把握が必要
	平均在院日数	・療養病床であっても平均在院日数の管理を怠ることはできない

表17　外来収入管理のポイント

管理項目	管理ポイント
平均単価/日/人	・これは診療科ごとで分析する
延べ外来患者数/日	・前月データ、前年データを把握しておく
新患者数	・基本的にはこれが成長のバロメーターといえる
紹介患者件数	・連携強化状況を把握する
救急搬入件数	・地域内のシェア率を把握する
再診患者数	・受療率の変化を分析する
地域包括診療料 （もしくはかかりつけ医としてかかわる患者数）	・患者の累積的増加を把握する ・コストの管理も行う

・業績報告データ③（外来収入関連データ）

　外来収入関連データも目指す戦略によって目標管理は全く違う。特に紹介率によって診療報酬が大きく変わり、他医療機関との紹介をどう位置づけるかは戦略的な意味で重要度が高い（表17）。

・業績報告データ④（部門別データ）

　部門別データとして把握すべき項目を以下に挙げておく（表18）。このデータを経営幹部陣は正確に理解し、今後の経営戦略立案に活かす必要がある。

・業績報告データ⑤（戦略的データ）

115

表 18　部門別管理のポイント

管理項目	管理ポイント
診療科ごとの部門別採算	・どうしても不採算の診療科はあるが、その度合いを明確に把握する
薬剤管理指導料	・データの増減要因を明確に把握する
リハビリ実施者数	・データの増減要因を明確にし、医局および看護部門との連携を強化させる ・1 日当たりの単位数の把握
リハビリテーション計画評価料	・評価料算定管理を明確に行う
検査機器ごとの貢献利益	・検査機器において生産性が低いものを明確に把握する（生産性向上策を考えると同時に検査機器購入計画に反映させる）
手術室の貢献利益	・手術室ごとの貢献利益および稼働率を把握する
未収金の発生と回収状況	・未収金の発生をチェックし、回収状況を明確に把握する

表 19　戦略的データ管理のポイント

管理項目	管理ポイント
各部署別のクリニカルパス使用状況（一般病床）	・クリニカルパス作成数、対象患者数等を把握する
疾病別の手術件数や症例件数（一般病床）	・病院の強みが確実に強化されているかの実証データとなる
疾病別コスト（一般病床）	・出来高と包括との比較対比を行っておく
包括された医療コスト（療養病床）	・薬剤・検査および処置の一部は包括されており、この実データを把握する
経常収支比率（一般病床および療養病床）	・緻密な資金繰り計画の立案には必要不可欠なデータ
診療科間の連携度 （一般病床および療養病床）	・各診療科から他科紹介がどれだけなされたかを把握し、診療科間の連携度を確認する
生産性（職員 1 人当たり） （一般病床および療養病床）	・この生産性が今後益々厳しく問われることとなる
生産性（ドクター 1 人当たり） （一般病床および療養病床）	・診療科によってデータは異なるが、この部分はドクター自身が明確に把握すべきデータ

　病院ごとに目指す戦略に基づいて重要なデータを管理する（表 19）。これも病院によって管理項目が違う。

　病院における業績報告データは、目指す戦略によって大きく様変わりしてくる。診療報酬の改定の流れも、病院の機能（特定入院料等）を評価する形になってきているため、病院で独自の管理項目を設定する必要がある。資料 4 A〜D（p159）には経営会議にて最低限必要とされる業績報告データを考慮したフォーマットを 4 種類掲載しているので、参考にしていただきたい。

●③経営体質改善目標に対する進捗状況

[目指す経営体質改善目標が着実に達成されているかどうか慎重に判断しなければならない。]

　経営体質改善目標に対する進捗状況報告については、経営戦略目標、部門別改善目標、部門連携改善目標に対する進捗状況報告を担当者が行う。この部門連携改善目標には医師主導のクリニカルパス作成、医事課主導の保険請求業務の高度化等の他、リスクマネジメント等、様々な連携改善テーマが

VI.成果が上がる経営会議の進め方

表20　TQCのステップ

ステップ	テーマ	実践項目	
ステップ1	現状の把握	診療圏調査 財務分析 経営体質調査 患者アンケート 従業員の意識調査	PLAN
ステップ2	調査解析	調査データの解析 経営課題と課題解決策調査	
ステップ3	計画の立案	自院の方向性の明確化 業績改善計画の立案 計画の全職員への浸透 （役割分担の明確化）	
ステップ4	改善計画の実践	成果目標に向けての活動を効率的にスピーディーに実践	DO
ステップ5	効果の確認	成果目標と実績目標を比較し、実施状況をチェック	CHECK
ステップ6	成果維持のための歯止め	改善成果を維持するための仕組みの構築 業務の標準化（マニュアル化）	ACTION

考えられる。この連携テーマについてはⅧ章で述べることとする。経営会議において時間が許すのであれば3部門ほど現場責任者からの部門別改善についての発表形式をとるのも望ましい。この発表スタイルは一般企業のTQCのステップを参考にするとよい（表20）。

　このTQCのステップに従って改善テーマを発表させることが好ましい。この問題解決ステップに従って発表することによって職員の問題解決能力は確実に高まる。また、このステップごとに課題を発見することが管理者の役割である。

●④重要課題の検討

[戦略的重要課題の選定を明確に行うこと。　　　　　　　　　　　　　　　　　　　　　　]

　毎月重要な戦略的課題が提起され、そのつどきちんと結論を出し、保留になったものは議論をいつどういう状態でやり直すかを決めておかなければならない。そのためには、意思決定をスピーディーに行うための技術が必要となる。この技術が高まることによって密度の高い会議運営が可能となる。

●⑤経営環境変化に対する理解

[経営環境変化を感じる感性が問われる。この感性を磨くことが経営幹部陣には求められる。　]

　経営環境変化情報について理解しようとするには、基本的には新しい医療行政施策への対応策がメーンとなるが、この経営環境変化要因は以下の要素があるので漏れなく対応を考える必要がある。

・経済的環境

　経済的環境を構成する経済主体としては、患者、薬剤供給企業（メーカー、卸）、診療材料供給業者、競合医療機関および連携医療機関、金融機関などが挙げられる。これらの経済主体の行動変化が、医療機関の経営行動を制約したり、促進したりする。最近では医療機関に対する金融機関の厳しい経営審査が医療機関の戦略の幅を完全に規定している。

　患者数そのものは地域によって大きく動向が違う。社会保障審議会（2016年2月17日）で提出

された資料を見ても、75 歳以上は都市部で急速に増加するが、もともと高齢者人口の多い地方でも緩やかに増加している。しかし、各地域の高齢化率は異なるため、各地域の特性に応じた対応が必要であることは言うまでもない。

・政治的環境

　行政施策が医療機関の経営活動に対して及ぼす影響のことである。医療機関はこの環境変化に大いに左右される。医療法の改正、診療報酬の改定、健康保険法の改正等はダイレクトに医療機関の収益構造に影響を及ぼす。

・技術的環境

　科学技術の進歩が医療機関の経営活動に対して及ぼす影響のことであるが、バイオ関連技術、先端情報技術など医療のあり方そのものを変えてしまう可能性がある。

・社会文化的環境

　人によって共有されている価値観、規範、習慣、行動様式などが医療機関の経営活動に及ぼす影響のことである。このことを雄弁に物語るものとして最近の消費者の行動の変化がある。企業や金融機関の倒産が多くなったことで、第三者評価の情報を重要視して企業を選択する行動様式に変わってきており、このトレンドは医療機関に対しても確実に広がりつつある。インターネットの普及により、患者の医療に対する情報武装が驚くほど進んでいることにも留意しなければならない。

　また、地域特性や民度によっても患者への対応が変わる。都市部と農林山間部では住民の価値観が異なり、医療機関に対する期待も大きく変わるからである。

・気候地理的環境

　気温、湿度、日射量、日照時間、緯度、経度などの気候地理的な要因が、医療機関の経営活動に及ぼす影響のことである。天候が悪い日々が続くと高齢者の受診率が低下傾向になったり、入院患者の退院日が延期されてしまう。また、郡部においては稲刈り等の繁忙期になると外来患者数が激減する。このような気候地理的環境の及ぼす影響も見逃せない。

　医療機関の経営幹部には、上記五つの経営環境変化要因を読み切る能力が問われる。経営会議は単なる情報学習会ではなく、その情報を理解し、いかなる対応をとるかまで検討されなければならないのである。この能力を高めることが環境適合能力を高めることにつながる。組織的に取り組めるのであれば、これらを専門に扱う戦略企画室の設置が望ましいだろう。

　筆者らが今までに病院の経営会議で取り組んできた経営環境変化に関するテーマを以下に挙げておく。

①取引金融機関との交渉のあり方について（経済的環境要因）

・金融機関が置かれた現状理解

・自院の財務体質強化ポイントの理解（自己資本の充実、資金繰り項目は必須事項）

②第7次医療法改正の意義と対応（政治的環境要因）

・認定医療法人への取り組み

・地域医療連携推進法人への取り組み

③電子カルテ導入・更新に向けての是非（技術的環境要因）

・電子カルテ導入・更新のメリットとデメリット

・電子カルテ導入・更新に向けての計画と投資額（老朽化に伴う電子カルテの再投資も慎重に計画に盛り込む必要がある）

④第三者評価に向けての対応（社会文化的環境要因）

・第三者評価機関の活動内容

・第三者評価に向けての自院での取り組みと準備項目

⑤地域におけるマーケット状況の変化（気候地理的環境要因）

・地域の病院ごとの病床機能報告情報

・自院において強化すべき機能（自院の強みと弱み分析が必要）

・各医療機関ごとの介護保険適用サービスへの取り組み（在宅支援サービスの充実度）

●⑥経営会議議事録の作成

> 議事録にはその会議の質が現れる。つまり経営管理のレベルがここに凝縮されることを忘れてはならない。

　経営会議後の議事録の作成については、経営会議参加メンバー内で議事録作成者を明確にして、経営会議終了後少なくとも1週間以内に会議参加者に回覧しなければならない。経営会議議事録作成にあたっての注意点を以下に挙げておく。

・議事録内容については、基本的に、会議日時、会議場所、会議参加者、会議のテーマ、議事内容、配布資料、議事録作成者を明記しておく

・決定したテーマや実践事項についての実施責任者（whose responsibility）、担当者（who）、実施方法（how）、実施成果目標（goal）、実施コスト（how much）、実施納期（when or schedule）、保留事項（no decision）を明確にすることによって実施状況のチェックが行える（議事録の記入例については図21を参照）

優秀な議事進行者を育成する

●議事進行者に求められる役割

> 議事進行者は経営幹部そのものである。

　経営会議での議事進行者は基本的には院内の事務長もしくは経営管理部門があれば経営管理部門の長が行うべきものとなる。基本的には各部門についての知識や経験があるものが望ましいと考える。以下に議事進行者の役割を説明する。

a) 経営情報（定量的な情報）を月次で各幹部が共有できるように会議を導く

　経営実績は経営目標とのギャップを明確にしておく必要があり、議事進行者はその発生要因と今後の解決策まで明確に導かなければならない。故に議事進行者はある程度ギャップの発生要因を分析（仮説立案）して経営会議に臨む必要がある。議事進行者は"経営会議は単なる報告会ではない"ことを明確に認識し、経営会議を医療機関の経営管理の核として機能させなければならない。

b) 様々な経営情報から課題を鮮明にし、緊急度と重要度から優先順位を決定し、課題解決策までリードする（意思決定プロセス）

　経営課題の優先順位を決定する要因のうち最たるものは、病院の今後進むべき戦略（ビジョン）である。優先順位が決定したならばその課題についての解決策を検討・決定しなければならない。この意思決定こそが最も重要である。先述のサイモン（Simon HA）は、この意思決定プロセスについて経営管理の中核概念として位置づけた。岸川の総説（1999年）でもサイモンの意思決定の考えを紹

経営会議（〇〇月度）		
会議日時：〇〇月〇〇日（〇曜日）午後〇〇時〜午後〇〇時〇〇分	会議場所：〇〇〇会議室	
参加者：〇〇院長　医局(〇〇Dr、〇〇Dr)　管理部(〇〇) 看護部(〇〇総師長、〇〇師長)　医事課(〇〇)　検査部(〇〇)　リハビリ(〇〇)　総務部(〇〇)薬剤部(〇〇)(敬称略)		
議事進行：〇〇	議事録作成：〇〇	

経営会議テーマ
1. 前回経営会議の振り返り(前回議事録参照) 2. 業績報告(管理部〇〇より) 3. 経営体質改善目標に対する進捗状況報告 4. 重要課題の検討 5. 経営環境変化情報の理解

議事内容	担当	納期
1. 前回経営会議の振り返り(前回議事録参照) 2. 業績報告(管理部〇〇より)配布資料参照 3. 経営体質改善目標に対する進捗状況報告 　・部門別の生産性向上に向けて 　(薬局部門)　　薬剤管理指導業務が行える部内の業務の効率化に取り組む。前月より〇〇%向上 　(医事課)　　査定返戻削減に向けて、原因を分析し関連部門への説明会を実施済み 　(看護部門)　　引継ぎ業務の効率化に向けてのシステム改善を検討中 　(医事会計)　　待ち時間30分以上の患者が〇〇人発生している。このための改善策を早期に実施 　＊その他の改善状況は次回の経営会議に発表する 4. 重要課題の検討 　・地域包括ケア病棟導入に向けての是非について(検討資料配布) 　・〇年〇月から導入を決定する。このためにプロジェクトチームを編成する 　・プロジェクトチームのリーダーは〇〇Drとする 　・進捗状況は次回経営会議にて行う 　・診療材料比率が〇〇月平均より上昇しているが、これについての原因探求 　・次回経営会議までに原因分析と解決策を調査・報告する 5. 経営環境変化情報の理解 　・医療法改正に伴う影響と対応について(配布資料参照) 　・第三者評価が活発になるが、これに対する自院の対応について 　・次回経営会議は〇月〇日〇〇時から開催とする 　　　　　　　　　　　　　　　　　　　　　　　　　　　　　　以上	 〇〇	 〇月〇日

図21　議事録記入事例

介している。それによると、意思決定は行動に先立って、いくつかの代替案の中から一つを選択する一連のプロセスのことであり、このプロセスは情報活動、設計活動、選択活動、検討活動の四つの活動によって構成されるとしている。サイモンは、意思決定プロセスを構成する四つの活動について、

・情報活動：意思決定の対象となる問題を明確にする活動である。問題とは病院戦略（ビジョン）と現実の環境認識とのギャップである

・設計活動：問題を解決するために、実行可能と考えられる複数の代替的な問題解決策を検討する活動である

・選択活動：実行可能と思われる複数の代替的な問題解決策の中から、最適と思われる案を選択する

活動である
・検討活動：最適な問題解決策を実行した結果について、さまざまな観点から批判的に検討する活動である。もし望ましい成果が得られないと判断されたならば、ただちに最初の情報活動に戻り、再び意思決定のプロセスを繰り返すのである
という（図22）。

c）各計画の進捗チェックを徹底する

会議で決定した実践項目を必ず進捗チェックする。これが議事進行者の最大の責務と言える。計画実践がスムーズに行われているならば担当者を評価し、今後の活動に向けてのモチベーションに結び付けるようにする。しかし、計画自体に問題があるときは指摘し、改善を促す必要がある。計画段階からチェックを行い、是正措置を行う方がロスは少ないだろう。

進捗チェックはあくまで目標達成に向けての動機づけであり、単なる詰問となってはならない。会議出席者の性格・バックグラウンド・能力レベルに関する配慮が重要となる。

d）会議が目的から外れたときは軌道修正を行い、間違った方向性の議論を避ける

会議中に、議論が本来の討議テーマから外れることがよくあるが、このときは軌道修正を瞬時に行わなければならない。また、データ不足などにより、議題とするにはまだ早い段階のテーマの場合、間違った議論となってしまうので、事実を常に客観的に見るように心がける必要がある。

e）会議の事前準備を行う

会議テーマを事前に確認する。会議当日のタイムスケジュールを事前に予測しておく。このためには各テーマごとに必要とされる時間をあらかじめ設定しなければならない。また、討議テーマについてはあらかじめ自分なりに仮説を立て、結論をどう導くかを準備することも重要である。ついでに言えば、会議当日の会議室の準備も抜かりなきようにしたい（会議備品のチェック、会場のセッティング、配布資料の確認等）。

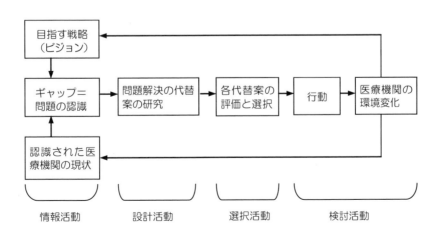

図22　意思決定のプロセス

●議事進行者に要求される能力

> 病院では議事進行者、つまり経営幹部の育成が急務である。

　議事進行者には以下の能力が要求される。

・問題発見能力（診断から課題形成能力）

・実行計画立案力、進捗フォロー能力

・コーディネイト能力

・モチベーション能力（動機づけ能力）

　これらの能力を保有し、各部門の知識も必要である。長期的なビジョンで、この経営幹部を育成する必要があるだろう。各部門をすべてローテーションさせながら経営管理の基本を教育し、人間としても魅力ある職員に育成しなければならないのである。経営会議の目指すところは病院の経営体質強化であり、結果としての収益改善である。このためには病院職員が様々な実践計画を推進しなければならない。この時にはかなりのパワーがいるが、議事進行者は以下の事項を確認し、自らを鼓舞し続けなければならないのである。

・病院の理念を心の底から理解し実践できているか

・病院の目指すべきビジョンと戦略が理解できているか

・改善策が有効であることを確信できているか

・改善策を実施することが、病院のためになり、自分の存在意義を高めるということを確信できているか

　企業体は常に問題を抱える生き物であり、その問題をいかに明確に捉えて対処するかが基本である。毎月継続して行われる会議について、確実な成果を出し続けているという実感があり、いつも新鮮な気持ちで新たな課題が浮き彫りになるようなら正常な会議であると言える。環境は常に変化していくことを肝に銘じておくことが議事進行者つまり経営幹部としての基本である。

■イノベーションを喚起する仕組みを構築する

> イノベーションさせる機能がビルトインされた病院こそが、経営環境に適合できる。この機能も経営会議が核となる。

　経営環境が激変している現在、経営管理を行う上で、イノベーションを忘れてはならない。企業が環境に適応したり環境を創造するには、企業活動の革新すなわちイノベーションが不可欠となる。

　イノベーションを阻害する様々な要因は以下のものが考えられる。

①過去の成功要因へのこだわりが強く、新たな成功要因を思考できていない

②経営環境変化を正しく把握できていない

③技術革新への対応の鈍さ

④部門間調整の怠り

⑤経営陣の高齢化（事業承継の遅れ）

　イノベーションを促進するための工夫を以下に列挙する。

①過去の成功要因へのこだわりが強く、新たな成功要因を思考できていないことへの対応

　現在及び将来の経営環境変化をきちんと理解し、過去の成功要因からの脱却の必要性を理解しなければならない。例えば、インターネットに慣れ親しんだ団塊の世代がどのように医療機関や治療法を選択してくるのかを見れば、過去の広報戦略だけでは広告の効果が小さいことが見込まれ、広報戦略の見直しが必要であることが判明するだろう。

②経営環境変化を正しく把握できていないことへの対応

　人口減少が確実に大きな影響を経営に及ぼしている。地域の人口動態、外来患者の減少、高齢化などをデータで常に確認しなければならない。また、自院の職員採用も極めて難しく、採用方法に常に革新を取り入れられているかを確認しなければならない。今後は外国人研修生の採用が増えることが確実であり、外国人研修生に対する自院の魅力づくりも極めて重要となる。

③技術革新への対応の鈍さへの対応

　ICT や AI の進歩は凄まじく想像を絶する。この未来を常に研究しておく必要がある。この未来から自院の投資計画を具現化しなければならない。一方で現状の業務を見直し、業務効率を常に見直さなければならない。近い将来と現状を常にチェックしながら、経営のバランスをとることの習慣化が必要と言える。

④部門間調整の怠りへの対応

　「Ⅷ.成果が上がる部門連携改善活動の進め方」を参照していただきたい。

⑤経営陣の高齢化（事業承継の遅れ）への対応

　経営陣の高齢化が全国の医療機関で進んでいる。これは国も憂いており、様々な施策を展開している。経営者は節目節目で、承継者の選定及び事業承継計画をできるだけ早く作成することが重要である。地域を支える医療機関は承継を失敗することはできないのである。最も良い方法は理事長自身が早めに承継者と承継時期を院内で明言することである。

Column 8 震災時の医療機関 BCP

⑦連絡手段の補足

　コミュニケーションアプリなど緊急時における SNS は重宝します。もちろん、たとえ非常時であっても、組織内限定活用にして、機密情報や患者情報など、それぞれの院内ルールを遵守する必要はあります。画像についても同様です。組織外に助けを求める場合にも、アカウントの乗っ取り被害の防止など情報セキュリティーを含めて慎重に取り扱いましょう。

VII
成果が上がる
部門別改善活動
の進め方

VII 成果が上がる部門別改善活動の進め方

24 部門別改善活動がもたらす成果

■部門別改善活動は経営体質改善に必要不可欠

　QC活動の手法等を取り入れながら部門別改善に取り組む病院が増えており、これは歓迎すべきことである。財団法人日本医療機能評価機構の評価認定やISO9000シリーズの認証を受けるためにも、部門別改善を行っておくことは重要となる。また何よりも、部門ごとのレベルを向上させる改善活動の基本をマスターすることが職員の問題解決能力の向上につながってくる。

　"部門別改善"活動は"経営体質改善"を行う上でも必要不可欠であり、この活動を実践することで、以下のような具体的な成果が現れてくる。

・自院の経営戦略目標を各部門の目標にブレークダウンさせることができる

・部門別改善目標を明確にすることによって、職員が自分達の役割を再認識することができる。病院のためにいかに貢献するか、また、自分自身のために（自分自身の成長のため、自分自身を守るため、自分自身の存在をアピールするため）いかに活動すべきかを考えさせる絶好の機会となる

・部門別改善目標を明確にすることによって、他部門が目指そうとするところを理解でき、改めて病院全体を視野に入れることができる。他部門を理解できる人材を院内で養成していくことは重要課題であり、このような人材が養成されると部門間調整や部門レビュー能力が高まっていく

・部門ごとのサービスの品質レベルが上がり、病院全体のサービスの質を高めることになる。結果として顧客満足度が向上する

　このような成果が現れるようになるには、以下のポイントが重要となる。

・院内での改善活動の位置づけ

・改善目標の設定方法

・改善を行うためのプロセス

　部門別改善活動には終わりがない。より高いレベルを目指すためにはこの改善活動は継続されるべきであり、この活動を通じて病院は様々な財産（ノウハウ）を得ることができる。

VII 成果が上がる部門別改善活動の進め方

25 成果が上がる部門別改善活動の条件

■部門別改善活動について明確にアナウンスをする

［理事長/院長が部門別改善活動に取り組む決意・意義を明確にアナウンスし、職員のやる気を喚起する。］

部門別改善活動に取り組む前に、まずその意義について理事長/院長自らが説明する必要がある。例えば、

・日本経済が低成長期に入ったこと

・患者負担増による患者数の激減、診療報酬改定によって収入が上がることはもはや期待できないこと

・患者の医療機関を選択する能力が高まっていること等の経営環境を考えたときに、全職員が協力して患者に選択される病院体質を構築しなければならないこと

などを理事長/院長はアナウンスすべきなのである。自分達の仕事の仕方を改革し、収益拡大やコスト削減に積極的に取り組むことが当たり前の風土を院内に構築し、イノベーションの重要性を職員に理解させなければならない。

■部門別改善活動の明確な目標を設定する

［部門の体質改善につながる部門別改善テーマおよび目標達成率が明確に振り返れる改善目標を設定する。］

部門別改善活動を行うにあたっては改善テーマの設定が重要となる。以下に参考までにテーマ設定のポイントを例として挙げた。

◎部門の効率化（仕事の仕組みを改革する）

〈改善事例〉

・窓口における会計待ち時間の短縮（医事課）

・保険請求業務の効率化（医事課）

・看護業務における引き継ぎ業務の効率化（看護部病棟）

・"重症度、医療・看護必要度"測定のクオリティ向上（看護部病棟、医事課、診療情報課）

・業務効率と能力向上による残業時間の削減（全部門）

・配膳作業の効率化（栄養科）

・訓練室での待ち時間の短縮（リハビリテーション科）

・採血業務の効率化（検査科）

・予約システム応対における待ち時間の短縮（受付）

◎診療報酬との適合化（診療報酬の中で取り組めるものを積極的に取り入れる）
〈改善事例〉
・リハビリ実施件数およびリハビリテーション総合計画評価料の件数の拡大（リハビリテーション科）
・外来患者および入院患者に対する栄養指導の件数の拡大（栄養科）
・薬剤管理指導の件数の拡大（薬剤科）
・ケアミックス導入における経営シミュレーション（医事課）
・地域包括ケア病棟あるいは回復期リハビリテーション病棟の導入における経営シミュレーション（医事課）
・介護医療院転換・導入における経営シミュレーション（医事課）

◎保険請求もれの撲滅
〈改善事例〉
・返戻および査定点数の削減（医事課および医局、看護部、薬剤科をはじめとする各部門の連携）

◎コスト削減
〈改善事例〉
・薬剤および診療材料の期限切れの撲滅（各部門）
・薬剤および診療材料の購入単価の低減（薬剤科および診療材料管理部署）
・各種委託料およびリース料の削減（総務課）
・再撮影の削減（放射線科）
・食事出しの誤りの撲滅（栄養科）
・残業代の削減（全部門）
・電気・ガス・水道等エネルギーコストの削減（施設管理）

◎部門の質的向上
〈改善事例〉
・術前および術後訪問手順の見直し（看護部手術室）
・治療効果についての評価（リハビリテーション科）
・看護ケア（看護手順と看護過程）のレベルアップ（看護部病棟）
・患者満足度調査結果の向上（外来、入院、全部門）
・嗜好調査結果のレベル向上（栄養科）
・わかりやすい・患者に優しい院内掲示（受付）

◎理事長/院長と医師から要求がある改善テーマ
〈改善事例〉
・感染防止対策マニュアルの定期的見直し（看護部病棟、薬剤科）
・看護手順の定期的見直し（看護部門）
・リスクマネジメント委員会の運営方法の定期的見直し（全部門）

◎他部門から要求がある改善テーマ

〈改善事例〉
・各病棟における薬剤の定数管理の見直し（薬剤科から各病棟への要求）
・人間ドックオプションメニューの見直し（医局から検査科への要求）

◎患者満足度の向上
〈改善事例〉
・外来患者待ち時間を利用した栄養指導の実践（栄養科）
・インフォームド・コンセントの質的向上（医局）
・連携先医療機関訪問による紹介時の満足度向上（地域連携室）

　なお、「部門別改善テーマ」を設定するにあたって、筆者らが作成した「部門ごとの機能・役割」
（資料5、p162～167）を参考にしていただきたい。また、財団法人日本医療機能評価機構の機能評
価取得を目指す際は、同機構の自己評価調査表も役立つ。

■QC的思考を明確に理解する

[QC的思考を明確に理解することは部門別改善活動において必要不可欠である。]

　QC的思考は職員の問題解決能力を高める。そこで、この思考方法やQC手法をマスターする必要
がある。よく知られているがQC的思考は表21の通りである。これをもう少し詳しくブレークダウ

表21　QC的思考

ステップ	思考内容
ステップ1	現状に問題を見出すための考え方
ステップ2	問題を解決し、現状を改善するための考え方
ステップ3	改善した状態を維持するための考え方
ステップ4	上記1～3を繰り返し続けるという考え方

表22　QCステップ

手順	QCストーリー	PDCA
ステップ1	テーマの選定	PLAN（計画を立てる）
ステップ2	現状の把握	
ステップ3	活動計画（改善成果目標設定）	
ステップ4	解析（原因の探求）と改善策の立案	
ステップ5	改善策の実践	DO（計画を実施する）
ステップ6	効果の確認	CHECK（計画と実施の状況を確認する）
ステップ7	歯止め	ACTION（計画通りにいくように処置する）
ステップ8	反省・残った問題点の把握	
ステップ9	今後の計画（新たな目標設定）	

ンすると表 22、図 23 のステップおよびサイクルとなる。
　この QC ストーリーのステップを全職員が明確に理解し、改善活動を推進することが望ましい。このステップに従って全職員が改善活動を推進すると次のようなメリットがある。
・改善活動を推進していく中で、目指す改善成果が出せないでいる部署への指導が的確に行える。上記ステップの中で、どの段階で問題に突き当たっているのかを上司がレビューし部下を成功に導きやすくする
・この QC ストーリーを習慣化することにより、仕事の仕方が変わる。自らの仕事についても、担当者が変更になっても、その仕事の成果を維持できる標準化された手順まで構築するという意識が高

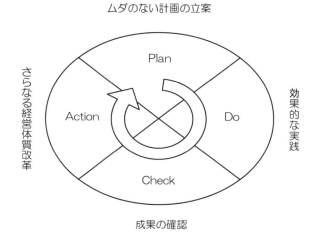

図 23　QC サイクル

表 23　QC ストーリー事例

手順	QC ストーリー	事例
ステップ 1	テーマの選定	検体提出時のミスを撲滅する
ステップ 2	現状の把握	ミスが発生している件数を把握する ミスの状況を原因別にデータで把握する
ステップ 3	活動計画（改善成果目標設定）	ステップ 9 までの活動計画を明確化する（ミス撲滅の改善目標の設定、例えば 0％を設定する）
ステップ 4	解析（原因の探求）と改善策の立案	4M（man：人、material：材料、method：方法、machine：機械）の視点でどこに問題があるかを解析し、どの改善策を実施するかを決定する
ステップ 5	改善策の実践	5W1H を明確にして改善策を実践する
ステップ 6	効果の確認	ミスが何件発生しているかを調べ、目標 0％が達成できていなければ改善策の修正を検討する（即ち、ステップ 4 からのやり直し）
ステップ 7	歯止め	目標が達成できたときには成果を維持する仕組みを構築する（システム化や標準化）
ステップ 8	反省・残った問題点の把握	目標が達成できたとしても、様々な問題点が発生するので、それに対処する
ステップ 9	今後の計画（新たな目標設定）	新たな目標設定が必要となる

まり、仕事の仕方が変わっていく可能性が高い

ここで念のため、具体的な QC ストーリー事例として看護部病棟の例を表 23 に挙げてみる。基本的には看護計画やケアプランの立案と同じステップとなる。

■早期に成功体験をさせる

成功体験を早く積み自信をつけさせることがこの活動を継続させる秘訣である。

改善成果を出した経験を早く積むことが何よりも職員の自信につながる。初期段階ではあまり高い目標設定をせず、活動ステップに慣れることに重点を置くべきである。また、成功体験を確実に積ませるためには管理者が初期段階で徹底したフォローを行うことが不可欠だ。

■改善活動を院内で盛り上げる演出を行う

改善活動を院内で盛り上げるための演出を行い、病院全体で成果を生み出す雰囲気を作り上げることが重要である。

この改善活動を盛り上げるためには院内での工夫も重要となる。院内ニュースにて各部門がどういうテーマに取り組み、どういう成果を出しているかを告知したり、各部門の成果報告を発表大会で行うことも望ましい方法である。コンテスト形式で各部門が発表を競い合うのも楽しいイベントになる。このような発表の機会を経験することによって若い職員は自信を深める。また、発表大会を行う時間的な余裕がない場合は月次の経営会議を利用して、経営陣の前で 2〜3 の部門が部門発表を行い、経営陣からの講評を加えるスタイルでもよい。

■ステップごとに改善活動を進めていく

部門別改善活動の運営方法は以下のステップで進めることが望ましい。
・第 1 ステップ：理事長/院長からの部門別改善活動スタートのアナウンス
・第 2 ステップ：各部門での改善テーマと改善目標および改善計画の立案
・第 3 ステップ：各部門の改善テーマと改善目標を経営陣が承認
・第 4 ステップ：各部門の改善状況・成果報告の実施
・第 5 ステップ：各部門の新たな改善目標の設定

●第 1 ステップ：理事長/院長からの部門別改善活動スタートのアナウンス

理事長/院長から部門別改善活動の重要性を明確にアナウンスする。この際、各部門に改善目標として設定するテーマを全職員に明確に伝達することが必要となる。例えば、業務効率化というサービスのスピードアップであったり、部門の提供サービスの品質向上ということで部門テーマを選定させることもできる。経営環境変化や自院が抱えた課題等を考慮して慎重に検討したい。

●第 2 ステップ：各部門での改善テーマと改善目標および改善計画の立案

理事長/院長からの意向を受け、各部門で改善テーマと改善目標および改善計画を立案することになる。そのとき改善テーマの設定が最も重要である。テーマを設定する際には以下のポイントをおさえるとよい。
・理事長/院長の意向を汲み取った改善テーマになっているかどうか
・部門が本来発揮すべき機能を強化させるテーマになっているかどうか

薬剤部門の改善計画書
（部門の方針）：病院の原価管理の要としての機能を発揮するとともに、患者へのサービスおよび各部門への情報発信機能を強化する
①薬剤管理を徹底して収入に対する医薬品の仕入原価率を逓減させる
・薬剤使用期限のチェック徹底（月次）・在庫管理システムの高度化（半期にて確立）
②患者へのサービス強化として服薬指導件数を拡大させる
・医局、医事との連携による件数拡大
③保険請求薬剤と使用薬剤の差異分析を通じて、保険請求不備をなくす
④薬価差益管理の徹底
⑤医薬品情報の収集と各部門への伝達

部門改善実践項目

目標および実践項目	責任者	担当者	月4	5	6	7	8	9	10	11	12	1	2	3
①薬剤管理の徹底														
（医業収入に対する比率○○％を切る）														
・在庫管理システムの高度化														
（月次棚卸の精度を向上させる）														
・使用薬剤の使用期限チェック														
②服薬指導件数の拡大														
③保険請求不備の撲滅														
④薬価差益管理の徹底														
⑤医薬品情報の収集と各部門への伝達														
定量的実践データ														
①薬剤費の測定と分析			○	○	○	○	○	○	○	○	○	○	○	○
②服薬件数の拡大			○	○	○	○	○	○	○	○	○	○	○	○
③保険請求薬剤と使用薬剤の差異分析			○	○	○	○	○	○	○	○	○	○	○	○
④薬価差益分析			○	○	○	○	○	○	○	○	○	○	○	○

図24　薬剤部門の改善計画書

・部門の職員が日頃から改善を必要と感じているものが改善テーマに反映されているかどうか

　参考までに薬剤部門の改善計画書の作成事例を掲載した（図24）。

　第1段階では改善活動期間としては2〜3ヵ月を目標にして設定することが望ましく、この期間で成果を出すべく部門をリードする必要がある。この改善計画を作成する際には活動ステップをできるだけ明確にしておく。

　活動ステップは基本的にはQCストーリーに従って作成し、ステップごとの責任者・担当者・納期を設定しておくことが重要である。図25に活動ステップ策定事例を挙げておく。

●第3ステップ：各部門の改善テーマと改善目標を経営陣が承認

　各部門から提出された各部門の改善テーマと改善目標に対して経営陣の承認が必要となる。承認す

VII.成果が上がる部門別改善活動の進め方

改善テーマ（目標）	活動ステップ	責任者	担当者	1ヵ月目			2ヵ月目			3ヵ月目		
				上	中	下	上	中	下	上	中	下
諸経費の削減（○○％の削減）	○現状把握			■	■	■						
	○調査解析				■	■						
	○削減対象経費の決定						■					
	○削減策（院内ルール）の周知・徹底						■					
	○削減策の実施							■				
	○削減策の効果の確認									■		
	○削減維持のための方策の検討・決定										■	■

図25　活動ステップ策定事例

るにあたっては、

・各部門が本質的な改革テーマに取り組んでいるか

・他部門と比べて改善テーマの方向性やレベルが均衡しているか

・経営戦略を推進する改善目標となっているか

・改善目標が曖昧なものになっていないか

・あまりにも高い改善目標を設定していないか

等をチェックしなければならない。必要に応じて部門長を呼び、改善テーマと改善目標の修正を要請する必要がある。

●第4ステップ：各部門の改善状況・成果報告の実施

　各部門の改善状況報告については、定期的に経営陣の目前にて行うことが望ましい。この時に経営陣は各部門の改善状況報告についてきちんとコメントしなければならない。改善成果が出ているもの、改善プロセスに工夫があるものについては誉め、怠慢な改善活動に対しては叱る必要がある。各部門の改善状況にきちんとコメントし、指導ができなければ経営陣としては失格である。また、各部門の改善活動についてレビューできる人材の育成が必要となる。

●第5ステップ：各部門の新たな改善目標の設定

　一つの改善目標に対しての改善活動が一段落すれば、次の改善テーマを設定することになる。徐々に高い目標を設定すること、そして医療行政の変化を読み取り改善テーマを変更していくことが重要となる。この過程を通じて管理者の問題発見能力を高め、経営環境変化に対応する力が強化されていく。2、3年前の改善活動を振り返った時に、その改善活動のレベルの低さを感じることができれば改善活動レベルが上がっている証拠と言える。

VIII
成果が上がる
部門連携改善活動
の進め方

VIII 成果が上がる部門連携改善活動の進め方

26 部門連携改善活動がもたらす成果

　部門連携改善活動にこそ経営管理の照準は当てられなければならない。この活動を意図的にしかもシステマティックに行えた病院には、今後の成長・発展が保証される。これが部門連携改善活動の究極の成果なのである。

■病院の特性である部門間連携の弱さを克服する

　部門連携改善活動の目的は、病院の特性（各部門のセクト主義が強い）から発生する部門間連携の弱さを克服し、収益拡大、コスト削減、患者満足度向上を促進することである。この背景には、ローレンス&ローシュが説いている「ダイナミックな環境変化に有効に適応している組織は、組織内の機能をより分化させると同時に、より強力な統合機構を発達させている」という理論がある（参考［2］参照）。目覚しい経営環境の変化や院内スタッフの入れ替わりとともに、部門レベルは常に変動しており、部門連携改善活動は病院経営が続く限り継続されることが望ましい。今後の厳しい経営環境変化を考慮すると、自院の潜在能力をフルに発揮しなければならない状況に変わりはない。各部門が専門性をさらに追求し、一方で、部門連携させる仕組みを構築するならば、病院全体のパワーは一段と高まる可能性が高いのである。今後病院は部門連携機能を強化させる仕組みを組織的に構築しなければならないだろう。

■システム的・属人的アプローチの両方がなければ真の連携は構築できない

　一般企業で考えるならば、商品開発部と営業部の連携がうまくいっているかどうかで商品開発の業績が左右されることが多い。営業部が営業活動を通じて市場のニーズを吸い上げてくるのであるが、集めた情報が商品開発部に反映される場合と反映されない場合とでは商品開発の出来が全く違ってくる。この連携の問題を、相性のよい部長二人を配置するという形の属人的なアプローチで解決する方法と、営業マンからの市場のニーズ情報を社内データベースを通じて商品開発部長が吸い上げるというシステム的なアプローチで解決する方法の2種類があるが、基本的には両方のアプローチが必要ではないかと考えられる。

　病院においても電子カルテによって患者情報が全部門で共有できるというシステム的アプローチと人間関係や相性にも留意した属人的アプローチがなければ真の連携は構築できないであろう。

VIII 成果が上がる部門連携改善活動の進め方

27 成果が上がる部門連携改善活動の条件

■ 他部門に気配りを忘れない

[自分の仕事に関わる人への気配りをする。この当たり前のマナーが連携における基本である。]

　部門連携改善は他人への気配りという当り前のことが基本となる。部屋の掃除ひとつ取っても、次の人が部屋を使いやすいようにという気配りから行われる。院内の各指示伝票にしても、次工程で作業する人への思いやりがあれば書き方は自ずと違ってくるはずである。医師の書いたカルテはそういう観点から見ると、"気配りができている"とは言い難いものが少なくない。「自分だけがわかればよい」という考えでは、今のカルテ開示を含めた情報開示の流れの中で、時代遅れととらえられても仕方がない。

■ 明確な伝達ルートを機能させる

[病院の組織を明確にして、様々な情報が全職員に確実に伝わる伝達ルートを構築しなければならない。]

　院内での部門の存在や位置づけを明確にすると同時に、各部門の責任や権限も全職員に理解させる必要がある。このためにはまず、病院組織図を作成しておかなければならない。基本的には指示・伝達ルートは縦のライン、部門連携は横のラインとなる（図26）。

　病院の場合、縦のラインはまだしも、横のラインが機能していないことが多い。コミュニケーション不足や相性の問題等様々な原因が考えられるが、患者に不満足感を与えたり事故につながることがあるため、組織的に改善していかなければならない課題である。

　まるで神経のようなこの縦と横のラインを走らせるきっかけとなるものが部門連携会議である。この神経ラインを俊敏に走らせることができないと院内リスク（院内感染や医療過誤）等に対しての対応がスピーディーにできないことを認識しておかなければならない。決定事項が厳守される組織でなければすべての改善活動は成果を生むことができない。また、この部門連携会議で決定したものは、すぐに実行できるものとすべきであり、この会議で決定

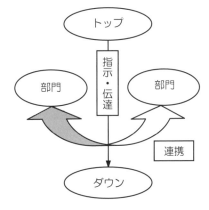

図26　組織の縦と横

したことを改めて理事長/院長に承認を受けるような時間は省くべきだろう。つまり、最初から理事長/院長出席のもと最終決定ができるような会議の位置づけが必要である。そうでなければ決定したものがすぐ実現できなかったり、現場の反対者によって実践を妨げられる危険性がある。

■部門間でルール等を取り決める

[各部門間でサービス提供の指示・条件とルールを明確にする。　　　　　　　　　　　　　　]

　外来カルテ、入院カルテ、各種指示伝票、入院患者・外来患者等のその他のマテリアル（もの）の動きを捉えても、どの部門がそれをどのような状態でどこまで搬送するのかのルールが不明確なケースが多いのが今の病院の現状である。具体的には、外来予約患者のカルテ出しは医事課なのか外来看護部門なのか、また、病棟における期限切れの薬剤のチェックは病棟看護部門なのか薬剤部門なのか、等の問題がある。このような問題が部門間に摩擦を生じさせていることも多く、部門の本来の役割を考慮してルールを決定し、文章化してマニュアル化することも場合によっては必要であろう。

■他部門へ情報を的確に提供する

[他部門に的確な情報を流す機会を定期的に持つ。　　　　　　　　　　　　　　　　　　　]

　医局が新しい手術方法を実施する場合、その情報を医事課に流すことで、請求もれを防ぐことができたり、逆に診療報酬改定情報を医局や他の部門に流すことによって請求不備を防ぐことができる。何か新しいことが起こり、これが他部門の業務に大きく影響する場合は数多くあり、このような場合に備えて、他部門に情報を的確に流す機会を定期的に持つことが必要となる。医療現場（特に救急）の流れを医師や看護師が医事課のメンバーに教えることで、請求もれが発生していないかをチェックすることができるし、手術室で新たな診療材料を使用する場合にこの商品情報を医事課に伝達することで、請求もれを削減することができるはずである。

■部門統合の組織戦略について知識をもつ

[部門間統合の組織戦略についての基本的な知識を持つ。　　　　　　　　　　　　　　　　]

　ここで部門間統合の組織戦略について例を挙げておく。野中はガルブレイス（Galbraith JR）の考え方に基づいて、以下の九つのアプローチがあるとしている（野中、1983 年）。

①規制と手続きによって、事前に部門間の統合を決めておく（院内の各部門間での取り決め・ルールの設定）

②部門間に共通の上司を設置する（病院では各職種に国家資格があり、複数の国家資格を保有する者がいればこれは可能であろう）

③部門間でタスク達成に結びつくターゲットを設定するなど、計画による調整を行う（これは病院内の部門連携改善活動と同じレベルと言える）

④問題に関与する管理者間での直接コンタクトを活用する（これには交渉力のある有能な管理者が必要となるので、病院内でも難しい場合が多い。この直接コンタクトが積極的に行われるためには組織内に、2 者間の協力行動を評価するシステムを作る、調整能力のある管理者がいる、このような協力関係が許されるような規範を作る、部門目的がはっきりしている、などの条件整備が必要である）

⑤相互に接触頻度の高い 2 部門間に連絡役割（リエゾン・ロール）を作る（病院で導入するとすれば、手術室に医事課スタッフを張り付けるようなものである。張り付けられた者に手術室と医事

課のコミュニケーションを集中的に処理させる。そして、手術室の作業はすべてもれなく保険点数換算および原価計算まで行う。病院経営面からすると難しい部分もあるが、期間を限定して、他部門業務の学習と人間関係づくりを目的に実施するのであれば価値がある）

⑥他部門に影響する問題を解決するタスク・フォースを作る（タスク・フォースは関連部門から選ばれた代表で構成され、共同して問題解決にあたるが、結論が得られれば解散するのが通例である。これは病院で積極的に取り組むべきものである。電子カルテ導入、医療事故対策、患者の待ち時間の短縮等、テーマは山ほどある。このタスク・フォースの運営は病院経営において見えざる資産（財産）になることを病院経営幹部は肝に銘じる必要がある）

⑦部門間に常時発生する問題に対しては、恒常的な集団ないしはチームを採用する（クリニカルパス導入・実践におけるチーム）

⑧統合部門を設置する（アメリカの病院では設置されているところがあり、日本でも病院経営管理が進展すれば、設置される病院が増加するであろう。なぜなら、この部門によって、病院の潜在能力発揮が促進され、最終的に生産性を向上させることができるからである）

⑨マトリックス組織を採用する（これは水平関係の統合を確保するために最も洗練された方法である。クリニカルパス推進委員会等を組織化した時にこのマトリックス組織が作動すると考えることができる。患者側からはこの組織の実体感はなく、サービス・プロセスがスムーズに動き、病院職員が一体となって提供するサービスを患者が感じとることができた時、そのマトリックス組織の実効力が判明する）

■成果の上がる部門連携改善活動の運営方法

部門連携改善活動の運営ステップは以下の通りである。
・第1ステップ：部門連携改善テーマの設定
・第2ステップ：部門連携改善テーマに向けての改善計画の立案
・第3ステップ：部門連携改善テーマに対する進捗会議の実施

●第1ステップ：部門連携改善テーマの設定

部門連携改善テーマの設定については図27の部門連携マトリックスおよび表24の医事部門との連携テーマを参考にしていただきたい。基本的には医事課主導の部門連携マトリックスから部門連携活動を始めることをお勧めする。理由は、目に見えた改善成果や収益向上が望めるからである。

部門連携改善を考える時には、例えば、4部門の連携だと図28のようにマトリックスを作成し、存在する6個のマトリックス（表25）ごとに課題を抽出しなければならない。ちなみに10部門存在すると45個（10×9÷2×1）のマトリックスが存在することとなる。連携の精度を上げるためには、すべてのマトリックスを慎重に検討することはもちろんのこと、関連する部署の連携強化によって収益向上やコスト削減といった明確な目標を掲げて取り組むことが重要である。また、3部門以上にまたがる場合も当然、同様に取り扱わなければならないテーマである。クリニカルパス等は全部門にまたがるテーマと言える。

●第2ステップ：部門連携改善テーマに向けての改善計画の立案

部門連携改善計画の立案については改善計画表例（図29）を参考にしていただきたい。この活動計画立案において留意すべきことは以下の三つのポイントである。

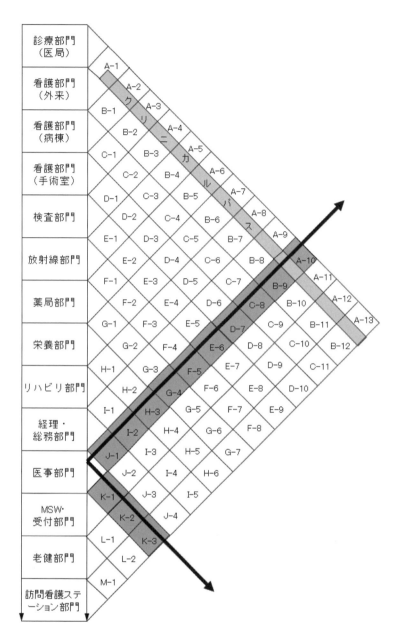

図27　部門連携マトリックス

・第1のポイント　責任者と担当者を明確にする
・第2のポイント　部門間でのミーティング日程を明確にしておく
・第3のポイント　改善計画は2～3ヵ月単位で作成し、間延びした計画にならないように注意する

VIII.成果が上がる部門連携改善活動の進め方

表24　医事部門との連携テーマ

マトリックス名	収益向上	コスト削減
A-10 （医局）	・各種指導料の算定（患者への説明の徹底） ・予約診療の推進 ・診療報酬の理解	・病名記載の徹底 ・カルテ記載の徹底 ・レセプトへの必要コメントの記載 ・減点・査定対応 ・医療行為の情報提供・情報共有
B-9 （看護・外来）	・各種加算の理解	・カルテ記載の徹底（使用薬剤、使用器材、実施行為等） ・紹介患者の持参物（画像データディスク、EKG 等）の連絡
C-8 （看護・病棟）	・各種処置料の理解	・カルテ記載の徹底（使用薬剤、使用器材、実施行為等） ・カルテ記入事項の取り決め
D-7 （看護・手術室）	・手術料の各種加算の理解 ・手術点数・麻酔点数の理解	・手術伝票への記載徹底（使用薬剤、使用器材、実施行為、自動吻合器・縫合器等） ・使用器材の情報提供
E-6 （検査）	・特定薬剤治療管理（薬物血中濃度測定）	・外注検査の請求もれ撲滅 ・外注コスト管理 ・査定・減点分析 ・検査セットの定期的な見直し
F-5 （放射線）		・撮影方法の確実な伝達（2 分画、特殊撮影等） ・伝票内容の見直し
G-4 （薬局）	・薬剤情報提供 ・薬剤管理指導 ・無菌製剤処理加算	・保険請求薬剤と使用薬剤の差異分析と対応（月次単位で報告） ・在庫管理の徹底 ・新薬剤購入、使用廃止薬剤の情報提供
H-3 （栄養）	・特別食加算 ・選択メニュー加算 ・外来栄養食事指導 ・入院栄養食事指導 ・集団栄養食事指導	・食事変更のルール決め（特別食加算の確実な算定） ・栄養食事指導の連絡 ・在庫管理の徹底
I-2 （リハビリ）	・リハビリテーション総合計画評価料	・実施と保険請求との差異分析
J-1 （経理・総務）		・使用器材と保険請求の差異分析 ・在庫管理の徹底（診療材料等）
K-1 （MSW・受付）		・患者負担コストの削減
K-2 （老健）	・退所時指導・退所前後訪問	・レセプト返戻・請求もれの防止 ・在庫管理の徹底
K-3 （訪問看護）		・レセプト返戻・請求もれの防止 ・在庫管理の徹底

●第3ステップ：部門連携改善テーマに対する進捗会議の実施

　部門連携を活発化させるための会議を基本的には月1回行う。参加者は部門を代表するメンバーとするが、部門長だけでなく、主任クラスでもよい。部門を代表するメンバーは2～3ヵ月単位で交代し、できるだけ数多くの職員に会議で発表する機会を与えるべきだろう。改善進捗状況は各部門からの参加メンバーのもとで発表する。また、改善活動の成果が出ない主な原因は、責任者が不鮮明なことである。両部門の責任者がお互いに責任逃れをしたり、お互いが改善業務を譲り合ったりするからである。また、この進捗会議の議事進行者は基本的には事務長等でもよいが、初期の活動段階では全

141

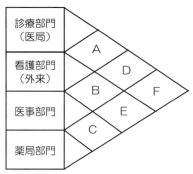

図 28　4 部門の連携マトッリクス

表 25　4 部門の連携マトリックス名

マトリックス名	関連する部署
A	診療部門と看護部門（外来）
B	看護部門（外来）と医事部門
C	医事部門と薬局部門
D	診療部門と医事部門
E	看護部門（外来）と薬局部門
F	診療部門と薬局部門

連携する部署	薬局 × 医事				

改善テーマ	活動内容	担当	1ヵ月目	2ヵ月目	3ヵ月目
在庫量の削減	①ABC分析を行い、高額上位100品目を洗い出す		○		
	②①の発注点を設定する		○		
	③毎月の購入・使用・在庫量を委員会に報告する		○	●	
	④①以外の薬品についても同様に行う			○	
	⑤部門の在庫表の作成				○
	⑥ミーティング開催		○	○	○

図 29　部門連携改善計画表例

部門のことをレビューできる人材、つまり理事長/院長や副院長が最適である。進捗会議に理事長/院長が参加し、改善活動に対して情熱を示すことが理想である。

　さらに、2部門の連携で対処できない連携テーマが会議で出た場合には、プロジェクトテーマとして取り上げ、複数部門で対処しなければならない。このように部門連携会議が問題解決マシーンの如く機能することによって、職員の問題解決能力は確実に向上していくに違いない。

資料

資料1	院内規程のサンプル集

A.病院職務分掌規程

	留意点（コメント）
（趣旨） 第一条　この規程は（医）○○病院が経営する病院の運営管理に必要な 　　組織ならびに職務に関する事項を定めることを目的とする。 （効力） 第二条　職制は法令、定款、規約によるもののほかすべて、この規程の 　　定めるところによる組織とする。	この規程は病院ビジョンを推進する上で 必要不可欠であると同時に、定期的に内容 を見直す必要があり、常に現場に適応して いることが理想
（部、課、科の設置） 第三条　病院の業務を分掌させるため、次の部をおき、部に科または課 　　をおく。 　　（1）診療部 　　（2）看護部 　　　　手術科、外来科、病棟科 　　（3）技術部 　　　　検査科、放射線科、栄養給食科、リハビリテーション科、薬剤科 　　（4）事務部 　　　　庶務課、人事課、施設・用度課、医事課、経理課 　　（5）管理部	病院組織の設計は病院の活性化のために は重要な要素であり、慎重に組織設計する 必要がある ＊参考：六つの経営体質改善目標のひとつ 　組織構造改善目標（第Ⅵ章、p101）
（職制） 第四条　病院に院長をおく。 1.　診療部に部長を、科に科長をおき、必要があるときは主任をおくこ 　　とができる。 2.　看護部に部長、副部長、師長、主任をおくことができる。 3.　技術部に部長、科（課）に科（課）長、係長、主任をおくことがで 　　きる。 4.　事務部に部長、課に課長、係長、主任をおくことができる。 5.　管理部に部長、課に課長、係長、主任をおくことができる。	組織はできるだけフラットなものが好ま しい
（職務） 第五条　病院長の職務は次の通りとする。 1.　基本的任務 　　病院長は病院の戦略決定と病院全般の業務を遂行する責任および事 　　業計画遂行の責任を負う。このために診療部長、看護部長、技術部 　　長、事務長を指揮し、各部門の活動を調整する。	病院長の最大の任務は戦略決定。この戦略 を推進するために病院組織がある
（事務長） 第六条　事務長の職務は次の通りとする。 1.　基本的任務 　　事務長は、病院の戦略、事業計画を立案し、経営管理全般を遂行する 　　責任を負う。	事務長は病院の経営管理機能の中枢

（診療部長）

第七条　診療部長の職務は次の通りとする。

1.　基本的任務

　病院の診療方針に基づき、診療を行う責任を負う。また常に診療レベルを上げる責任および診療科間連携を強化させる責任を負う。また、常に患者サイドに立って提供するサービスの品質向上のために、事務長、看護部長、技術部長、事務部長と強力な連携を行う。また、事業計画達成に向けて病院長を補佐する。

診療部長の任務は各診療科を束ねることであり、技術的にも人間的にも他のドクターから尊敬される人物が必要。診療科連携を成功させるキーを握る

（看護部長）

第八条　看護部長の職務は次の通りとする。

1.　基本的任務

　看護部長は、看護業務を掌握し、所属職員を指揮監督する。診療部長、技術部長、事務長と強力な連携を行い、事業計画達成に向けて病院長を補佐する。

看護部門は病院サービスの要であり、しかも、最も人数の多い部署であり、看護部長には強力なリーダーシップが要求される

（技術部長）

第九条　技術部長の職務は次の通りとする。

1.　基本的任務

　診療部の診療支援を看護部長と事務部長と連携して行う。病院の事業計画達成に向けて病院長、事務長を補佐する。

異なる職種を束ねる技術部長にも卓越した管理能力が要求される

（事務部長）

第十条　事務部長の職務は次の通りとする。

1.　基本的任務

　病院の経営資源を保守・管理し、品質および効率性の向上のために診療部、看護部、技術部を側面から支援する。

事務部長には職員の潜在能力を発揮させる細やかな気配りが必要

（職務分掌）

第十一条

1.　診療部の職務分掌は次の通りとする。

（1）患者の診療および患者対応に関すること

（2）診療技術開発に関すること

（3）診療録、伝票への記載

（4）チーム医療の推進に関すること

（5）診療報酬への対応に関すること

（6）管理業務に関すること

（7）書類作成に関すること

診療部のレベルが病院全体の部門レベルを牽引する（部門の進化と統合を促進するエンジン）

2.　看護部の職務分掌は次の通りとする。

外来

（1）患者への援助に関すること

（2）患者サービスに関すること

（3）管理業務に関すること

（4）診療録・伝票への記載

看護理念および看護手順の策定を明確に行い、病院サービスの基礎を構築する

病棟

（1）患者への援助に関すること

（2）患者サービスに関すること

（3）管理業務に関すること

（4）診療録・伝票への記載

手術

（1）手術の進行介助に関すること

（2）患者への援助、患者サービスに関すること

（3）管理業務に関すること

（4）診療録・伝票への記載

（5）使用器材・薬剤の情報提供

3．技術部の職務分掌は次の通りとする。

検査科

（1）診断の援助および患者対応に関すること

（2）院内感染防止への対応に関すること

（3）診療録・伝票への記載

（4）管理業務に関すること

放射線科

（1）診断の援助および患者対応に関すること

（2）管理業務に関すること

（3）診療録・伝票への記載

栄養科

（1）治療食の提供および患者サービスに関すること

（2）患者の栄養管理および指導に関すること

（3）管理業務に関すること

（4）病棟・医事課への連絡および情報提供に関すること

リハビリテーション科

（1）患者の機能回復への援助および患者対応に関すること

（2）管理業務に関すること

（3）診療録・伝票への記載

薬剤科

（1）薬剤管理に関すること

（2）患者の調剤・服薬指導に関すること

（3）薬価差益管理に関すること

（4）医薬品情報の収集と各部門への伝達

4．事務部の職務分掌は次の通りとする。

医事課

（1）患者対応、患者サービスに関すること

（2）診療補助に関すること

（3）保険請求業務に関すること

（4）管理・統計業務に関すること

（5）管理業務に関すること

施設・用度課

（1）管理業務・患者の安全確保に関すること

（2）医療廃棄物処理に関すること

人事課

（1）人事に関すること

（2）福利厚生に関すること

（3）安全衛生に関すること

経理課

（1）月次試算表の作成・決算・申告業務に関すること

（2）給与計算に関すること

診療部を直接サポートする部署として重要であると同時に、患者満足度を高めるサービス提供のあり方を常に考え、業務を見直す必要がある。今後アウトソーシングが進む業務

事務部の業務は ICT 技術の進歩によって様変わりする可能性があるが、業務の基本部分を整備したのちに、何を残し、何をアウトソーシングするかを決定しなければならない

（3）各種支払い業務に関すること	
（4）財務管理業務に関すること	
（5）管理業務に関すること	
庶務課	
（1）文書に関すること	
（2）備品管理に関すること	
（3）病院広報に関すること	
（4）法律行為に関すること	
5. 管理部の職務分掌は次の通りとする。	
（1）経営戦略・事業計画立案に関すること	管理部の業務は今後高度化すると同時に、
（2）経営管理に関すること	この部門の人材育成が重要
（3）対外交渉に関すること	
（4）リスクマネジメントに関すること	

*各部門の詳細については、資料5「部門ごとの機能・役割」を参照

B.稟議規程

○○病院稟議規程

（稟議の原則）

第一条　稟議とは、職制に基づく所轄部課の担当者が所管事項または命令事項の業務処理に際し、院長および関係上長に対し、その処理事項について、事前に承認を求めることをいう。

（稟議事項）

第二条　稟議すべき事項は以下の通りとする。

1. 事業計画および予算
2. 組織の改編
3. 部門別改善活動テーマと目標
4. 部門連携改善活動テーマと目標
5. 業務委託の決定と契約
6. 職員の人事および賞罰
7. 規程の制定、改廃
8. 契約の締結および解除
9. 一件3万円以上を要する器具および備品の購入および修理
10. 訴訟行為
11. 寄付金、賛助金、謝礼金、広告費の支出
12. 借入金、保証、投資、貸付金、有価証券の売却および購入
13. 金融機関取引の開始および廃止
14. 医業未収入金等回収困難なものの処理方法
15. 不定期の職員の採用、退職、休職、賞罰
16. 前各号以外の重要な事項

（処理事項の取り消し・中止）

第三条　稟議事項について、これらの手続きを経ることなく処理したときは、後日正規の手続きにより追認を得た場合を除き、所轄所属長または管理者は、当該処理の全部または一部を取り消し中止させ、または変更させることがある。

（稟議書の作成）

第四条　稟議は、すべて所定の稟議書に所定の要領を記載する。記載事項は次の要項を記入する。

1. 稟議件名
2. 稟議内容の説明・提案理由
3. 実施予定日、必要経費、実施効果
4. 所管部署名　起案年月日
5. 附属および関係書類　参考資料

（回議）

第五条　稟議の回議方法は以下の通りとする。

1. 回議順序は（起案者）→所属部署主任→関係部署主任→所属部門管理者→他部門管理者→理事長/院長とする
2. 回議参加者は、承認、不承認のいずれかの欄に押印して賛否を表明するとともに、その理由を明記する
3. 回議途中の段階において、所属部署主任もしくは所属部門管理者のいずれかによって不承認とされた稟議書は、それ以上先へ進めることはできないものとする

（決裁）
第六条　理事長/院長は回議における各参加者の意見を参考として決裁を行う。回議において賛否が分かれたものなどのうち、決裁にあたってその必要を認める稟議については、理事長/院長は経営会議に諮った上で決裁を行うことができる。

（記録）
第七条　決裁の行われた稟議書は、庶務においてその要項を次の通り「稟議整理簿」に記録しなければならない。
1. 決裁年月日
2. 所管部署名
3. 件名
4. 稟議番号
5. 庶務受付年月日

（緊急時の取扱い）
第八条　重要な事項で、緊急やむをえなく正規の手続きをとる余裕がない場合は、稟議先よりその同意を得、口頭により決裁または承認を得て、事後に正規の手続きをとることができる。

（実施）
第九条　担当者は、決裁があった場合には、その内容に従って遅滞なく、これを実施しなければならない。万一、実施が遅れるときは、関係部署に通知し、了解を求めなければならない。

（完了）
第十条　実施事項が完了したときは、起案者は完了年月日（購入の場合は納品年月日）を記入し、完了印を押印して庶務に提出する。

C.稟議書サンプル

稟議書

稟決第	号
稟第	号

件名	起案者
	起案年月日： 所属部署： 氏　　名：

提案内容

提案理由

実施予定日

必要経費

実施効果

決裁	可決	否決	意見	月日
理事長/院長				

回議	承認	不承認	意見	月日
事務長				
診療部長				
看護部長				
技術部長				
事務部長				

庶務受付年月日：

資料

D.窓口現金会計処理規程サンプル

〇〇病院　窓口会計処理規程

I.診療開始前業務

・医事受付担当者は、経理課長より当日分の釣り銭用現金 50,000 円を受け取りレジに入金する。

・レジの釣り銭用現金は毎日定額で 50,000 円とする。

II.診療中業務

1.入金業務（外来）

①医事コンピュータ入力～負担金徴収、診療記録の記載

・診療、処置等が終了しカルテが受付に戻ってきたら、医事コンピュータに診療内容等を入力し、一部負担金の額を算出する。

・診療行為別点数、一部負担金の額をカルテに記載する。

・患者より一部負担金を徴収しレジ入力をする。

・レシートを発行し患者に渡す。

・診療記録〈外来用〉へ以下の内容を記入する。

　・患者名

　・患者 ID-No.

　・収入分類毎の入金額

　　（収入分類は、勘定科目一覧表の科目分類による）

②外来患者の一部負担金の未収入金が発生した場合の処理

・患者がお金を忘れてしまった場合等、未収入金が発生した場合には、カルテへ未収入金発生の旨を記載するとともに、診療記録（未収入金管理簿）へ記入する。

・診療記録（未収入金管理簿）は診療記録への記入方法と同様であるが、未収入金管理のため未収入金の発生日、入金日についても記入する。

・未収入金が確実に回収されるよう、患者が次回来院したときには、カルテ、医事コンピュータの未収入金額表示に注意する。

・未収入金が回収された場合、回収された日の診療記録へ記入する。

・外来患者未収入金の締日は月末とし、前月末までの未収入金分について、月末に請求書を発行し送付する。

2.入金業務（入院）

①入院患者請求書の発行

・入院収入の請求締日は毎月 10 日、20 日、末日とする。

・締日の翌日、入院患者カルテ等により医事コンピュータに診療行為内容等を入力する。

・締後 3 日以内に患者に対し請求書を発行する。

・請求書発行後 1 週間以内に入金していただくようお願いする。

②一部負担金入金～診療記録の記載

・患者より一部負担金を徴収しレジ入力をする。

・レシートを発行し患者に渡す。

・診療記録〈入院用〉へ以下の内容を記入する。

　・患者名

　　　　　・患者 ID-No.
　　　　　・収入分類毎の入金額
　　　　　　（収入分類は、勘定科目一覧表の科目分類による）

　3. 入金業務〈その他〉
　　　・公衆電話等（自動販売機、コインランドリー）の現金の取り出しは毎週土曜日診療終了後とする。

　4. 出金業務
　　①医事受付からの支払制限
　　　・医事受付からの経費支払は、支払の上限を1件につき5,000円とする。但し、患者への返金については　この制限はないものとする。
　　　・1件につき5,000円以上の支払が発生する場合には、経理課長に連絡し承認を受けた上で支払うものとする。
　　　　経理課長が不在の場合等、承認が得られない場合には、支払を後日としてもらうようお願いする。
　　　・金額が5,000円未満であっても、領収書が発行されない支払が発生する場合には、必ず経理課長の承認を得た上で支払うものとする。
　　②領収書等原始証憑書類の取扱い
　　　・支払を行い受取った領収書は領収書貼付用紙の表面にのりづけする。
　　　・また、支払った金種（現金等）を丸で囲み、支払内容を記載する。
　　　・額収書貼付用紙の右上の証憑番号欄に1日単位で連番を記載する。
　　　　（4月1日の支払の場合　4/1－①の要領）
　　③患者返金時の患者返金証明書の作成
　　　・患者に対する返金が発生した場合には、患者返金証明書を作成し、領収書と同様に取り扱う。
　　　　患者返金証明は、必ず経理課長の承認印を押印する（締切終了後）。
　　④支払証明書の作成
　　　・領収書の発行されない支払の場合には、支払証明書を作成し、額収書と同様に取り扱う。

III.締切業務
　1.医事受付会計の締切時刻
　　　・医事受付会計の締切は毎日16時30分とする。
　　　　締切以降の診療分については翌日の入金として処理する。

　2.各種帳票の作成と現金照合
　　　・コンピュータより本日分の日報を打ち出す。
　　　・診療記録〈入院用、外来用〉を集計し、各収入分類毎の合計額を算出する。
　　　・レジを締め切り、レジペーパー合計分を出力する。
　　　・レジの現金を数え、翌日の釣り銭用現金50,000円と、本日の収入額を別々の袋に入れ、本日の収入分にはその合計額を記入する。
　　　　翌日の釣り銭用現金は、釣り銭の金種に合わせておく。

- 医事コンピュータから出力された日報、診療記録〈入院用、外来用〉、レジペーパー、現金実際有高が、合致しているかどうか確認する。
- 合致していれば窓口収入一覧表、日計表を作成する。
- 公衆電話等から取り出した現金についても科目分類し日計表へ記入する。
- 日計表は、診療記録の各収入分類毎に勘定科目、入金額を記載する。
- 経費支払等があった場合には、支払欄に、その支払に該当する勘定科目、支払額、支払先、支払内容を記載し、証憑番号欄に領収書貼付用紙と同じ番号を記載する。
- また、本日の収入額として経理課長に渡す金額についても出金欄に記載し、普通預金の科目印を押印する。

3.現金不合時の処理
- 現金実際有高が不合となってしまった場合、原因を調べ適切に処理する。
  不合の原因がどうしてもわからない場合には、現金過不足として処理する。
  また、現金過不足が発生した場合には、たとえ少額であっても必ず経理課長に報告する。

4.締切担当者、経理課長の決済、及び帳票の保存
- 以上の処理が完了したら、締切担当者が日計表に押印し、確認担当者のチェックを受ける。
  合致していれば窓口収入一覧表、日計表を作成する。
- 確認担当者は、締切担当者が処理した帳票、現金を再度確認し、問題がなければ日計表に押印する。
  経理課長に以下の帳票等を渡し、決済を受ける。
  - 診療記録〈入院用、外来用〉
  - 医事コンピュータからの出力日報
  - レジペーパー控
  - 日計表
  - 経費支払領収書
  - 銀行預け入れ用現金
  - 翌日分釣り銭用現金（50,000円）

  経理課長は、上記記帳を決済の上、各バインダーにファイルする。また、銀行預け入れ用現金は、銀行集金日まで経理課金庫に保管する。翌日分釣り銭用現金についても金庫に保管し、翌朝医事受付担当者に渡す。
- 受付では、以下の帳票類を保管する。
  - 診療記録（未収入金管理簿）
  - 窓口収入一覧表

IV.診療時間外来院患者の取扱い
1.預かり金の徴収基準
- 診療時間外に来院した患者については、以下の分類により預かり金を徴収する。
  - カルテ新患で保険証を持参していない場合　　10,000円
  - カルテ新患で保険証を持参している場合　　5,000円
  - 受診歴があり保険証を持参していない場合　　5,000円
  - 受診歴があり保険証を持参している場合　　3,000円
  - 再来患者の場合　　　　　　　　　　　預かり金は徴収しない

2.預かり時、清算時の処理

　　・預かり金の徴収や、保険証を預かった患者には、預かり証を渡す。

　　・受け取った預かり金は、患者が清算のため来院するまで、窓口現金とは別途で管理する。

　　・預かり金の清算は、入金業務（外来）の処理方法により入金処理する。

資料

E.窓口現金会計業務フロー

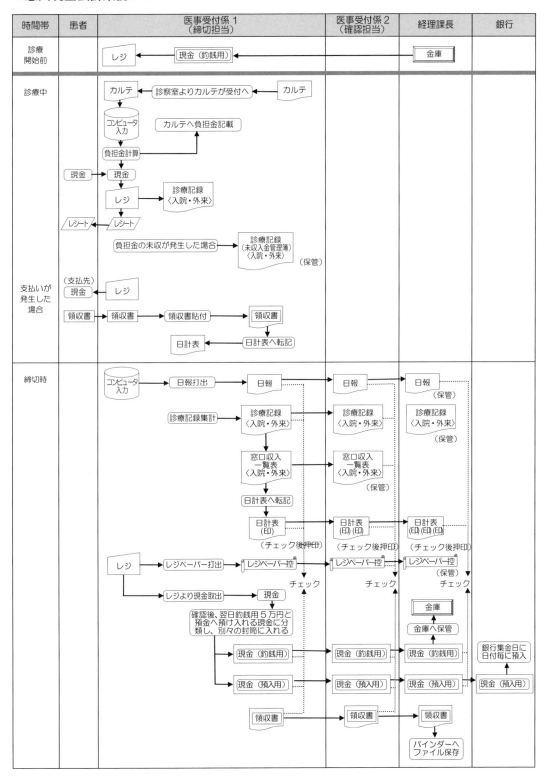

| 資料2 | 第7次医療法改正における医療法人の機関等に関する主な改正点 |

医療法人の機関等に関する主な改正点は以下の通りである（2016年3月25日　医政発0325第3号より抜粋）。

①社員総会・評議員会・理事会の議事録

社員総会・評議員会・理事会の議事録の記載事項が示された。

②理事の競業及び利益相反行為

理事は、競業及び利益相反取引を行う場合は、理事会において、当該取引につき重要な事実を開示し、その承認を受けなければならない。今回の法改正に伴い、（改正前）医療法第46条の4第6項（都道府県知事の特別代理人の選任）の規定が削除されたことから、施行日以降、当該取引については、理事会による承認と報告で足りることとなり、都道府県知事への特別代理人の選任申請は不要となった。

③理事・監事の報酬

理事・監事の報酬等は、定款又は寄付行為（以下「定款等」という）にその額を定めていないときは、社員総会又は評議員会の決議によって定める。定款等又は社員総会若しくは評議員会においては、理事及び監事に対する報酬等の総額をそれぞれ定めることで足り、個々の理事又は監事の報酬等の額を、その総額の範囲内で、理事会の決議又は監事の協議によって定めることは差支えない。また、報酬の総額の上限を超えない限り、毎回会計年度の社員総会又は評議員会における決議をしなくてもかまわない。

④理事長の業務状況報告等

理事長は、医療法人の業務を執行し、3ヵ月に1回以上、自己の職務の執行の状況を理事会に報告しなければならない。ただし、定款等で毎事業年度に4ヵ月を超える間隔で2回以上その報告をしなければならない旨を定めた場合は、この限りではない。

⑤医療法人の定款例及び寄付行為例の改正

施行日において現に存ずる医療法人の定款等について、「理事会に関する規定」が置かれていない場合には、施行日から起算して2年以内に定款等の変更に係る認可申請をしなければならない。ただし、「理事会」に関して、変更前の定款例又は寄付行為例に倣った規定が置かれている場合には、この限りではない。

社会医療法人や大規模の医療法人については、改正後の定款例又は寄付行為例に倣った定款等の変更に係る認可申請を速やかに行うことが望ましい。それ以外の医療法人については、当分の間、必ずしも定款例又は寄付行為例と同様の規定を設けなくても構わないとされており、機会があるとき（他の条文に変更が生じたとき）に定款等の変更認可申請を行う。

今回の改正事項は法律事由であり、定款等の記載の有無に関わらず全医療法人に適用される。

⑥医療法人に対する役員等の損害賠償責任

　医療法人に損害が生じた場合に、医療法人の評議員又は理事若しくは監事がその任務を怠ったときには、医療法人に対し評議員又は理事若しくは監事は、これによって生じた損害を賠償する責任を負う。

| 資料 3 | 外部監査が義務づけられる医療法人の基準、医療法人が都道府県知事に届出を行うことを要する関係事業者との取引 |

外部監査が義務づけられる医療法人の基準

区　　分	外部監査義務づけの基準
医 療 法 人	負債額が 50 億円以上、または収益額が 70 億円以上
社会医療法人	負債額が 20 億円以上、または収益額が 10 億円以上

※上記医療法人等は、貸借対照表・損益計算書をホームページ、官報又は日刊新聞紙で公告しなければならない

医療法人が都道府県知事に届出を行うことを要する関係事業者との取引

対象となる事業者等	①当該医療法人の役員又はその近親者（配偶者又は二親等内の親族） ②当該医療法人の役員又はその近親者が代表者である法人 ③当該医療法人の役員又はその近親者が株主総会、社員総会、評議員会、取締役会、理事会の議決権の過半数を占めている法人 ④他の法人の役員が当該医療法人の社員総会、評議員会、理事会の議決権の過半数を占めている場合の他の法人 ⑤③の法人の役員が他の法人（当該医療法人を除く）の株主総会、社員総会、評議員会、取締役会、理事会の議決権の過半数を占めている場合の他の法人
対象となる取引	①事業収益又は事業費用の額が、1 千万円以上であり、かつ当該医療法人の当該会計年度における事業収益の総額（本来業務事業収益、附帯業務事業収益及び収益業務事業収益の総額）又は事業費用の総額（本来業務事業費用、附帯業務事業費用及び収益業務事業費用の総額）の 10 パーセント以上を占める取引 ②事業外収益又は事業外費用の額が、1 千万円以上であり、かつ当該医療法人の当該会計年度における事業外収益又は事業外費用の総額の 10 パーセント以上を占める取引 ③特別利益又は特別損失の額が、1 千万円以上である取引 ④資産又は負債の額が、当該医療法人の当該会計年度の末日における総資産の 1 パーセント以上を占め、かつ 1 千万円を超える残高になる取引 ⑤資金貸借、有形固定資産及び有価証券の売買その他の取引の総額が、1 千万円以上であり、かつ当該医療法人の当該会計年度の末日における総資産の 1 パーセント以上を占める取引 ⑥事業の譲受又は譲渡の場合、資産又は負債の総額のいずれか大きい額が、1 千万円以上であり、かつ当該医療法人の当該会計年度の末日における総資産の 1 パーセント以上を占める取引

資料4	経営管理フォーマット

A.医業利益管理フォーマット

	（　　　）月度		（　　　）月度		（　　　）月度		（　　　）月度		前年同月実績		考察
	実績	構成比	実績	構成比	実績	構成比	目標	構成比	実績	構成比	
医業収入合計（①）											
入院収入											
外来収入											
その他医業収入											
室料差額収入											
保険調整増減											
医業原価											
薬品仕入											
診療材料仕入											
給食材料仕入											
医業総利益											
一般管理費											
人件費											
その他経費											
医業利益											
医業外収入											
医業外費用											
経常利益											
経常収支比率											

B.医業収入管理フォーマット

	（　　　）月度	（　　　）月度	（　　　）月度	前年同月実績	考察
	実績	実績	実績	実績	
医業収入（入院）					
平均単価（人/日）					
新入院患者数					
退院患者数					
延べ入院患者数					
1日平均入院患者数					
病床利用率					
平均在院日数					
DPC入院期間ⅠⅡⅢの割合					
オペ件数					
退院指導件数					
入院レセプト枚数					
医業収入（外来）					
平均単価（人/日）					
延べ外来患者数					
1日平均外来患者数					
新患者数					
救急搬入件数					
初診患者数					
再診患者数					
外来レセプト件数					
薬剤管理指導料					
リハビリ実施件数					
診療情報提供料					
全職員1人あたりの収入					
医師1人あたりの医業収入					

C.科別収入管理フォーマット（入院）

		（　　）月度	（　　）月度	（　　）月度	（　　）月度	前年同月実績	考察
医業収入（入院）							
内科	医業収入						
	診療単価						
	延患者数						
	患者数/日						
外科	医業収入						
	診療単価						
	延患者数						
	患者数/日						
整形外科	医業収入						
	診療単価						
	延患者数						
	患者数/日						
脳外科	医業収入						
	診療単価						
	延患者数						
	患者数/日						
小児科	医業収入						
	診療単価						
	延患者数						
	患者数/日						
眼科	医業収入						
	診療単価						
	延患者数						
	患者数/日						
耳鼻科	医業収入						
	診療単価						
	延患者数						
	患者数/日						
泌尿器科	医業収入						
	診療単価						
	延患者数						
	患者数/日						

D.科別収入管理フォーマット（外来）

		（　　）月度	（　　）月度	（　　）月度	（　　）月度	前年同月実績	考察
医業収入（外来）							
内科	医業収入						
	診療単価						
	延患者数						
	患者数/日						
外科	医業収入						
	診療単価						
	延患者数						
	患者数/日						
整形外科	医業収入						
	診療単価						
	延患者数						
	患者数/日						
脳外科	医業収入						
	診療単価						
	延患者数						
	患者数/日						
小児科	医業収入						
	診療単価						
	延患者数						
	患者数/日						
眼科	医業収入						
	診療単価						
	延患者数						
	患者数/日						
耳鼻科	医業収入						
	診療単価						
	延患者数						
	患者数/日						
泌尿器科	医業収入						
	診療単価						
	延患者数						
	患者数/日						

資料5	部門ごとの機能・役割

A.診療部

機能・役割		保険点数の関連	協力・関連部門
患者の診療 患者応対	患者の診療 ・診察（問診、往診、回診など） ・投薬、注射、検査、手術、処置などの治療行為およびそれに関する各部門への指示 ・治療計画の立案 ・早期計画、早期治療による在院日数の削減 ・カンファレンス	○	診療に関わる全部門
	患者サービスの提供 ・待ち時間短縮対策の立案 ・予約診療の施行 ・診察時間の厳守 ・患者説明（インフォームド・コンセント）、指導の徹底 ・他の医療機関との連携 ・診断書、証明書等の作成	 ○ ○	診療に関わる全部門
診療技術開発	各科毎の研修の実施 各種学会への参加		
診療録・伝票への記載	カルテ・伝票記載の徹底 ・病名記載の徹底 ・実施行為および指示事項の記載の徹底	○	診療に関わる全部門
チーム医療の推進	医療情報の収集と各部門への情報提供 ・病院内研修会の実施（最新治療についてなど） ・医局会の開催 ・カンファレンスの推進 ・医療行為の情報提供と情報共有 ・他科との連携強化の促進 ・クリニカルパス作成・運用		診療に関わる全部門
診療報酬への対応	診療報酬に対する理解 ・コメント記載（レセプト）の必要性の理解 ・査定・減点分析および対策 ・診療報酬改定時の対応	○	医事
管理業務	検査機器稼働率の把握 診療行為別データの分析 受診率・再診率・在院日数などの把握 業務マニュアルの整備と改訂		医事 各関係部署

B.看護部（外来）

機能・役割		保険点数の関連	協力・関連部門
患者への援助 患者サービス	診療介助 ・注射・処置など ・救急診療の介助、救急診療室の整備 ・時間外患者への対応（当直業務）	○	医事
	患者指導・患者への接遇マナー		診療に関わる全部門
	待ち時間の削減 ・他部門との連絡調整 ・他部門との連携		診療に関わる全部門
	診療継続・中止を患者に連絡		医局、医事
	退院患者のフォローアップ ・退院患者の把握（病棟・入退院係との連携） ・退院後の通院におけるフォロー ・在宅におけるフォロー（ソーシャルワーカーなどとの連携） ・訪問看護	○	病棟、医局、在宅支援部門
管理業務	物品管理 ・必要物品の請求 ・在庫管理		用度、薬剤部
	業務マニュアルの整備と改訂		各関係部署
診療録・伝票への記載	カルテ・伝票記載の徹底 ・使用薬剤・器材の記載 ・実施行為の記載 ・セット化の検討	○	
	記入もれ防止 ・各種加算、請求可能点数の理解	○	

C.看護部（病棟）

機能・役割	保険点数の関連	協力・関連部門
患者への援助 患者サービス　診療介助 ・注射、投薬、処置など ・状態観察 ・医師の指示受け ・検査等の介助 ・各種検査や治療行為についての説明補助	○	医局、診療に関わる部門
日常生活援助 ・食事、排泄、清潔など ・環境整備 ・患者家族への援助		看護補助職員
充実した患者サービス ・カンファレンスの施行 ・看護計画の策定と評価、サマリーの記載 ・有効な申し送りの検討 ・看護研究	○	医局
退院患者の他部門への連絡	○	医事、栄養課
入退院指導	○	医局、診療に関わる部門
入院患者像の定期的評価と看護配置の見直し	○	医局、診療に関わる部門
管理業務　物品管理 ・必要物品の請求 ・在庫管理		用度、薬剤部
人材管理 ・看護師の養成		
業務マニュアルの整備と改訂		各関係部署
診療録・伝票 への記載　カルテ・伝票記載の徹底 ・使用薬剤・器材の記載 ・実施行為の記載 ・セット化の検討	○	医事
記入もれ防止 ・各種加算、請求可能点数の理解	○	
カルテ・伝票の整理 ・記載方法の改善		

D.看護部（手術室）

機能・役割		保険点数の関連	協力・関連部門
手術の進行介助	手術介助 ・滅菌・消毒した必要物品の準備		医局
患者への援助 患者サービス	術前・術後訪問 看護計画の策定と評価		病棟看護、医局
管理業務	物品管理 ・必要物品の請求 ・在庫管理 人材管理 ・看護師の養成 業務マニュアルの整備と改訂		用度、薬剤部 各関係部署
診療録・伝票への記載	カルテ・伝票記載の徹底 ・使用薬剤・器材の記載 ・実施行為の記載 ・セット化の検討 記入もれ防止 ・各種加算（時間外など）、請求可能点数や請求可能な器材の理解 カルテ・伝票の整理 ・記載方法の改善	○ ○	医事 医事 医局、病棟・外来看護、医事
情報提供	使用器材・薬剤の情報提供	○	医事

E.技術部（検査科）

機能・役割		保険点数の関連	協力・関連部門
診断の援助 患者応対	各種検査の施行 ・検体検査（血液、尿、便など） ・生体検査（心電図、超音波など） ・病理学的検査（病理組織、細胞診など） ・微生物学的検査（細菌培養など） ・検体採取 ・データの報告と確認	○	医局、看護、医事
	精度管理		
	緊急時の対応（時間外など）	○	医局、看護、医事
	検査の説明、声かけ プライバシーの保持		
院内感染防止への対応	病院内の各種検査 ・職員の検査 ・落下菌など、院内の検査		
診療録・伝票への記載	カルテ・伝票記載の徹底	○	医局、看護、医事
	各種点数の理解		
	伝票などの帳票の改善 ・セット内容の見直し ・内容の見直し	○	医局、看護、医事
	査定・減点分析	○	医事
管理業務	物品管理 ・試薬・器具の管理		
	外注の依頼、整理（コスト管理）		
	業務マニュアルの整備と改訂		各関係部署

F.技術部（放射線科）

機能・役割		保険点数の関連	協力・関連部門
診断の援助 患者応対	エックス線、CT、MRI、特殊撮影、造影剤使用撮影など各種撮影 放射線治療（体外照射など） 暗室作業（現像など）	○	医局、看護、医事
	緊急時の対応（時間外など）	○	医局、看護、医事
	患者への説明、声かけ プライバシーの保持		
管理業務	物品管理 ・使用物品、薬剤、フィルム管理 ・放射性物質の管理 ・機械・器具の調整と管理		
	被曝防止対策		
	業務マニュアルの整備と改訂		各関係部署
診療録・伝票 への記載	カルテ・伝票記載の徹底 ・使用薬剤・器材の記載 ・実施行為の記載（2 方向・分画、特殊撮影などの撮影方法の正確な記載の徹底）	○	医局、看護、医事
	各種加算点数の理解	○	医事
	伝票などの帳票の改善 ・セット化の検討 ・内容の見直し	○	医局、看護、医事

G.技術部（栄養科）

機能・役割		保険点数の関連	協力・関連部門
治療食の提供 患者サービス	献立作成、調理 ・普通食、軟菜、粥など ・特別食 ・献立の工夫（選択メニュー） ・患者のニーズの把握	○	病棟看護、医事
	食器の改善、配膳時間の改善	○	病棟看護、医事
	食事環境の改善（食堂での食事の推進）	○	病棟看護、医事
患者の栄養管理および指導	栄養食事指導 ・患者ごとの栄養管理カルテの作成 ・指導実施の医事課への連絡	○	医局、病棟・外来看護、医事 在宅部門
管理業務	物品管理 ・材料の仕入れと在庫管理		経理
	衛生管理 ・賞味期限等の品質管理 ・調理、施設、労働衛生管理 ・検食 ・調理後の片付け（食器の洗浄、残飯処理など）		
	業務マニュアルの整備と改訂		各関係部署
病棟・医事課への連絡および情報提供	病棟・医事課への食事内容の連絡 ・特別食などの食事内容の変更 ・食あり・食なしの変更 ・入院時の食事提供状況の連絡	○	病棟看護、医局、医事
	食事変更のルールの確定 ・伝票記入の改善（特別食、栄養食事指導など）		病棟看護、医局、医事
	保険請求内容の理解	○	医事
	保険請求可能な鼻腔栄養の情報提供	○	医事

H.技術部（リハビリテーション科）

機能・役割		保険点数の関連	協力・関連部門
患者の機能回復への援助 患者応対	各種療法の施行 ・理学療法 ・作業療法 ・言語療法 ・デイケア ・リハビリテーション計画に基づくカンファレンス	○	医局、看護、医事
	リハビリテーション指導	○	医局、看護、医事
	有効な時間配分によるスムーズな患者搬送		
管理業務	物品管理 ・使用器具・器材の管理（安全面での管理も含む） ・記録物の整理および管理（リハビリカルテなど）		
	業務マニュアルの整備と改訂		各関係部署
診療録・伝票への記載	カルテ・伝票記載の徹底 ・実施行為の確実な記載	○	医局、看護、医事
	カルテ・伝票様式の改善		医局、看護、医事

I.技術部（薬剤科）

	機能・役割	保険点数の関連	協力・関連部門
薬剤管理	在庫管理（薬局内・各部門内） ・使用期限のチェック ・適正在庫の割り出し（発注点の割り出し） ・管理手法の確立 ・薬品の発注・納品（GE比率の管理） ・麻薬などの薬品管理 ・血液・血液製剤の管理		経理 薬品を常備している各部門
	新薬剤購入および使用薬剤廃止の検討・調整		医局、医事
患者への調剤・服薬指導	調剤 ・内服薬・外用薬 ・注射薬 ・無菌製剤処理 ・院内製剤	○	医局、外来・病棟看護、医事
	服薬指導・管理	○	医局、医事
	処方箋・注射箋の管理		
管理業務	薬価差データの分析 （薬価と購入価の差額による収益の把握）		医事
	保険請求薬剤と使用薬剤の差異分析と対応		医事
	業務マニュアルの整備と改訂		各関係部署
医薬品情報の収集と各部門への伝達	新薬・治験薬・サンプルの運用と管理		医局・看護部等の薬剤を使用する部門、医事
	医薬品の情報提供	○	医局・看護部等の薬剤を使用する部門、医事

J.事務部（医事課）

機能・役割		保険点数の関連	協力・関連部門
患者応対、患者サービス	窓口・受付業務 ・被保険者証の確認 ・負担金の請求等の会計業務 ・来客の対応 ・患者への説明		
診療補助	カルテ搬送、カルテ管理		診療に関わる全部門
保険請求業務	保険請求業務 ・保険者番号など必要事項の確認 ・コンピュータ入力、レセプト作成 ・診療報酬改定への対応（マスターチェック、 　各種シミュレーション） ・査定・返戻分析 ・マスターの改善	○	診療に関わる全部門
	請求不備への対策 ・各部門への診療報酬に関する情報提供 ・伝票記載事項の確認 ・伝票・カルテの改善	○	診療に関わる全部門
管理・統計業務	管理・統計業務 ・日報・月報の管理 ・行政機関提出書類の作成 ・各種統計資料の作成（外来・入院患者数、使 　用薬剤など）		診療に関わる全部門
管理業務	物品管理 ・備品・消耗品の発注・管理 ・レセプトコンピュータ管理		
	業務マニュアルの整備と改訂		各関係部署

K.事務部（施設・用度課）

機能・役割		保険点数の関連	協力・関連部門
管理業務 患者の安全確保	施設管理 ・建物、排水管理 ・電気系統、ボイラー管理 ・清掃 ・業者との連絡調整 ・施設点検 ・霊安室の管理 ・便所、浴場の保安管理 ・自動車の管理 ・院内の樹木管理		全部門
	施設管理に関する記録物の整理および管理		全部門
	各部門への情報提供		各関係部署
	業務マニュアルの整備と改訂		各関係部署
医療廃棄物処理	医療廃棄物処理 ・毒物、塵芥処理		全部門

L.事務部（人事課）

機能・役割		保険点数の関連	協力・関連部門
人事に関すること	医師および職員の採用 ・採用計画の立案 ・採用戦略の立案 ・医科大学と専門学校との交渉 ・採用基準の作成と運用 ・身元調査および身元保証関係事務 ・職員名簿の整理・保管 医師および職員の任免・異動 医師および職員の評価 ・医師および職員の評価基準の作成、運用・改定 ・評価に基づく昇格・降格・格付け ・評価に基づく昇給・賞与の決定 職員の教育・訓練 ・教育・訓練計画の作成		診療部、看護部、技術部、管理部 管理部
福利厚生に関すること	福利厚生に関する企画立案および実施 ・年中行事の立案および実施 ・職員住宅の管理 慶弔・見舞いに関する業務		
安全衛生に関すること	安全衛生に関する業務全般を行う ・危険防止設備器具の整備・管理 ・職員の健康・衛生管理 ・職員の災害補償に関する事務		
管理業務	業務マニュアルの整備と改訂		各関係部署

M.事務部（経理課）

機能・役割		保険点数の関連	協力・関連部門
月次試算表の作成・決算・申告業務	経理規程の作成と変更		全部門
	経理規程に基づく経理処理 ・伝票綴・証憑書類の整理 ・月次試算表の作成 ・総勘定元帳の作成 ・決算手続および総括 ・税務に関する事務		
給与計算	報酬・給与計算および支払い 源泉税などの支払い		全部門
各種支払業務	諸経費の支払い ・予算内支払い ・予算外支払い 各種税金支払い		全部門
財務管理業務	資金調達および運用および管理業務 ・資金調達運用計画の立案 ・銀行交渉 ・手形の振出・引受・受理 ・有価証券の管理 ・現金・預金・出納管理 ・未収金の管理 ・固定資産の管理		医事課
管理業務	経営分析および原価計算 経営会議に関する資料作成		管理部
	内部牽制制度の構築と定期的見直し		各関係部署
	業務マニュアルの整備と改訂		各関係部署

N.事務部（庶務課）

	機能・役割	保険点数の関連	協力・関連部門
文書に関すること	文書作成・変更・保管 ・定款・規約・諸規程の制定・変更・保管 ・諸契約の締結と契約書の保管 ・重要文書の整理保管 ・関係官庁系統機関への申請および届出 ・病院内発行文書の保存・廃棄 院内掲示板の作成・管理		
備品管理	事務用器具・消耗品の購入・配布・保管 院内帳票の設計改善および管理 コンピュータおよびソフト管理		全部門
病院広報	病院広報管理を行う ・院内報・院外報の発行 ・ホームページの作成・更新管理 ・パブリシティー活動 ・広告看板等の作成・管理		
法律行為の実施	訴訟・和解・調停の実施		
管理業務	業務マニュアルの整備と改訂		各関係部署

O.管理部

	機能・役割	保険点数の関連	協力・関連部門
経営戦略・事業計画の立案	経営戦略を立案する ・経営環境変化の分析 ・経営戦略（中期）の立案	○	理事長/院長
	年次の事業計画を立案する ・事業計画および予算の作成	○	診療部長、看護部長、技術部長、事務部長
経営管理	経営会議の運営 ・会議の準備、資料作成		診療部長、看護部長、技術部長、事務部長
	部門別改善活動の管理 ・部門別改善活動に対するレビュー ・部門別マニュアルの整備		全部門
	部門連携改善活動の管理 ・部門連携改善活動のレビュー		全部門
	プロジェクト計画の管理		全部門
	事業計画との実績差異分析		全部門
	マーケティング分析 ・自院の患者分析 　（入院ルートおよび退院先分析） ・他医療機関の分析 ・診療圏の人口動態		
対外交渉	税務調査対応		全部門
	医療監視対応		全部門
リスクマネジメント	医療事故対策		全部門
	災害対策		全部門
管理業務	業務マニュアルの整備と改訂		各関係部署

P.地域医療連携室

機能・役割		保険点数の関連	協力・関連部門
患者への援助 患者サービス	相談業務 ・医療費の相談（各種社会保障制度の紹介、申 　請補助等） ・在宅ケアに関する相談 ・心的問題に対するカウンセリング ・セカンドオピニオンに関する業務		各関係部署
医療連携の強 化推進	地域医療機関との連携 ・紹介患者の事前受付 ・紹介状・返書の管理 ・連携パス等に係るデータ管理業務 ・連携医療機関および施設の情報管理 ・地域における啓蒙活動 療養支援 ・退院支援、退院調整業務 ・転院のための医療機関、退院後の社会福祉施 　設等の選定援助 ・訪問看護支援業務 ・退院後の住宅環境問題解決のための援助		各関係部署

おわりに

　本書では戦略的な病院経営管理の在り方を述べてきたが、その最大の狙いは有限である経営資源の有効利用である。厚生労働省が推進する医療施設の機能類型化はまさにこれを狙ったものである。この経営資源の有効利用は病院や企業のみならず、国家レベル的にも地球規模的にも要請されている。経営資源を有効利用していれば、病院や企業であれば自ずと利益を捻出し、国家であれば国家財政は健全化し、地球規模的に考えれば地球自体の存続寿命が延長すると考えられる。

　この経営資源の有効利用を実現するためには機能分化と連携が最適であり、本書ではその具体的な手段として、経営会議を核とする部門別改善活動と部門連携改善活動を説いてきたわけである。機能分化と連携は社会的側面からみれば医療の質の向上と効率化を促進する。さらにその結果として「疾病毎のアウトカム」が厳しく問われるトレンドは当分の間は続くであろうから、「機能分化と連携」という普遍的なテーマには長期的、計画的、しかも慎重に取り組んでいただきたい。

　と同時に、理事長/院長や事務長は毎日数多くの問題に直面するが、忘れてならないのは、問題の所在を常に"経営"というフレームの中で明確に捉えることである。そのためのフレームを本書では数多く提供したつもりであるが、迷ったときには冒頭の経営管理再構築の体系図（序章の付図2、p13）に戻ってもらいたい。必ずや問題の本質を探り出す糸口を発見できるはずである。

　最後に執筆、出版にあたり細部にわたりご指導をいただいた株式会社仲野メディカルオフィス代表取締役・仲野豊氏に深く御礼を申し上げるとともに、私と一緒に執筆に係わっていただいた中石好紀氏をはじめ執筆社員、また、本書完成までの間、私を支えていただいたカギヤマ会計グループ全社員に対し感謝したい。

鍵山堅一

■文献

青木惠一：完全理解！医療法人の設立・運営・承継と税務対策、税務研究会出版局、2015 年

伊藤元重：市場の法則、講談社、1998 年

上田和彦：内部牽制マネジメント、ぎょうせい、1982 年

鍵山整充：管理職要覧－日本的 MTP、白桃書房、1983 年

岸川善光：経営管理入門、同文館出版、1999 年

厚生労働省医療計画の見直し等に関する検討会：地域医療構想の進め方に関する議論の整理（資料編）、2018 年 10 月 11 日

厚生科学審議会地域保健検討増進栄養部会、他：健康日本 21（第 2 次）の推進に関する参考資料、厚生労働省、2012 年

厚生労働省：平成 28 年人口動態統計（確定数）の概況、2017 年

厚生労働省：平成 27 年国民医療費の概況、財源別国民医療費、2017 年

厚生労働省：医療法人数の推移（平成 29 年 3 月 31 日現在）、2017 年

国立社会保障・人口問題研究所：日本の将来推計人口－平成 29 年推計、人口問題研究資料第 336 号、2017 年

総務省統計局：人口推計 / 長期時系列データ 我が国の推計人口（大正 9 年～平成 12 年）、2008 年公開

中央社会保険医療協議会・総会（2017 年 11 月 24 日）資料－入院医療その 7、2017 年

ドラッカー PF（上田惇生訳）：経営論集、ダイヤモンド社、1998 年

内閣府経済財政諮問会議：平成 30 年第 6 回経済財政諮問会議資料「2040 年を見据えた社会保障の将来見通し」、内閣府、2018 年

仁木　立：地域包括ケアと地域医療連携、勁草書房、2015 年

野中郁次郎：経営管理、日本経済新聞社、1980 年

萩原輝久、他編：病院・医院の経営実務（実践マニュアル編）、第一法規、1993 年

フェルドマン RA：日本の衰弱－高生産性を取り戻せ、東洋経済新報社、1996 年

ヘルツリンガー RE（岡部陽二監訳）：医療サービス市場の勝者、シュプリンガーフェアラーク東京、2000 年

「保健医療 2035」策定懇談会：保健医療 2035 提言書、厚生労働省、2015 年

執筆者紹介

鍵山堅一
有限会社カギヤマ会計センター　代表取締役　税理士
所属団体　メディカル・マネジメント・プランニング・グループ、公益社団法人日本医業経営コンサルタント協会
香川大学経済学部卒業
カギヤマ会計センターにて経営コンサルティング業務及びファイナンシャル・プランニング業務等を統括指揮

中石好紀
有限会社カギヤマ会計センター　経営開発室　室長
関西学院大学経済学部卒業
カギヤマ会計センターにて医療機関およびヘルスケア関連産業のコンサルティングを行う。病院の経営改善及び
経営管理構築に従事

太田　剛
有限会社カギヤマ会計センター　コンサル会計　課長
高知短期大学社会科学科卒業
カギヤマ会計センターにて医療機関の開業支援及び財務管理システム構築に従事

高橋要介
有限会社カギヤマ会計センター　コンサル会計
日本大学商学部卒業
カギヤマ会計センターにて医療機関の開業支援、ファイナンシャル・プランニングに従事

澤村圭吾
有限会社カギヤマ会計センター　コンサル会計
高知大学人文学部卒業
カギヤマ会計センターにて医療機関の事業計画策定、介護事業所の開業支援に従事

仲野　豊
有限会社カギヤマ会計センター　アドバイザー　／　株式会社仲野メディカルオフィス　代表取締役
　　　　　　　　　　　　　　　　https://www.friendly-field.jp/　　Email: toiawase@friendly-field.jp
大阪芸術大学映像学科卒業　（兵庫県西宮市在住）
全国にある社会医療法人、医療法人、財団法人、社会福祉法人及び関連業界の顧問、監事、評議員を務める

有限会社カギヤマ会計センター　http://www.kagiyama-group.jp/
〒780-0052 高知県高知市大川筋 2-8-1
tel=088-872-1984　fax=088-871-4781　E-mail　kagiyama@kagiyama-group.jp

新 戦略的な病院経営管理の基礎と実務
なぜ病院経営管理の再構築が必要なのか

2018 年 11 月 10 日　初版　第 1 刷　発行

定価：本体 3,900 円＋税

●

執筆代表
鍵山堅一

●

発行所
株式会社プリメド社
〒532-0003 大阪市淀川区宮原 4-4-63
新大阪千代田ビル別館
tel=06-6393-7727
http://www.primed.co.jp/
振替 00920-8-74509

●

表紙デザイン
石田順治

●

印刷
モリモト印刷株式会社

ISBN978-4-938866-65-5
©2018 by Kenichi Kagiyama